ANA FURTADO

até nunca mais

COMO ACEITEI, RESISTI E **SUPEREI UM** CÂNCER

🌐 Planeta

Copyright © Ana Furtado, 2023
Copyright © Editora Planeta do Brasil, 2023
Todos os direitos reservados.

Organização de conteúdo: Bruna Molon Grotti
Coordenação editorial: Juliana Cury | Algo Novo Editorial
Preparação: Fernanda Guerriero Antunes
Revisão: Ligia Alves e Elisa Martins
Projeto gráfico e diagramação: Vanessa Lima
Capa: Rafael Brum
Fotos de miolo: Acervo pessoal
Foto de capa: Pino Gomes
Stylist: Flavia Azevedo
Maquiagem: Guto Moraes

Dados Internacionais de Catalogação na Publicação (CIP)
Angélica Ilacqua CRB-8/7057

Furtado, Ana
  Até nunca mais: como aceitei, resisti e superei um câncer / Ana Furtado. — São Paulo: Planeta do Brasil, 2023.

ISBN 978-85-422-2347-7

1. Mamas – Câncer - Pacientes 2. Mamas – Câncer – Pacientes – Narrativas pessoais I. Título

23-4351   CDD 616.944903

Índice para catálogo sistemático:
1. Mamas – Câncer – Pacientes

Ao escolher este livro, você está apoiando o manejo responsável das florestas do mundo.

2023
Todos os direitos desta edição reservados à
EDITORA PLANETA DO BRASIL LTDA.
Rua Bela Cintra, 986 – 4º andar
01415-002 – Consolação
São Paulo-SP
www.planetadelivros.com.br
faleconosco@editoraplaneta.com.br

*Para a minha alma gêmea Boninho
e para a nossa linda filha Isabella
– o melhor remédio.*

sumário

7 **Prefácio**, por Ana Maria Braga
11 **Apresentação** Viva a vida

17 **Capítulo 1** O visitante indesejado
31 **Capítulo 2** Por que não comigo?
48 **Capítulo 3** Conto ou não conto?
62 **Capítulo 4** Mitos e verdades sobre o câncer
76 **Capítulo 5** Não seja apenas paciente, colabore
92 **Capítulo 6** E se...
102 **Capítulo 7** De Mulher-Maravilha a mulher maravilhosa
119 **Capítulo 8** A palavra tem poder
138 **Capítulo 9** A vida é aqui e agora

157 **Carta ao câncer**

prefácio
por Ana Maria Braga

É com profunda emoção e gratidão que lhe apresento o livro *Até nunca mais*, uma jornada inspiradora de superação diante das adversidades da vida. Nas páginas que seguem, Ana Furtado, amiga querida e admirada, compartilha conosco sua história íntima de coragem, esperança e resiliência ao enfrentar o desafiante diagnóstico de câncer de mama.

Este livro é uma ode à vida e ao poder transformador do amor-próprio e da determinação. Ana nos conduz por uma narrativa envolvente, revelando experiências, medos, conquistas e aprendizados durante todo o processo de tratamento e recuperação. Por meio de sua escrita sincera e tocante, ela nos mostra que a força interior pode nos conduzir além de qualquer obstáculo.

A Ana Furtado da TV é muito conhecida. Tanto nos programas que apresentou quanto nas novelas em que atuou. As pessoas próximas sabem como ela é dedicada, como se joga nas missões. E diante desse diagnóstico não foi diferente.

A notícia, claro, abalou! Abala as estruturas de qualquer pessoa que enfrenta esse problema, mas Ana decidiu que não deixaria a doença definir sua vida. Ela estava determinada a encarar o desafio de frente e viver cada dia com esperança.

Nós conversávamos durante o tratamento e pude perceber como ela enfrentou tudo de modo inabalável. E isso, para mim, é o que faz toda diferença: acreditar nos médicos, encarar o tratamento sem deixar de tocar a vida. E, principalmente, não perder tempo se vitimizando, porque isso não resulta em nada. Não faltaram postagens – cheias de energia – fazendo exercícios, malhando na esteira. Vi também momentos de aflição. Eu sei que não é fácil enfrentar um tratamento de quimioterapia e de radioterapia, mas "jogar a toalha" não está em nenhum dos protocolos de cura.

O câncer de mama, infelizmente, é o tipo mais comum entre as mulheres no país, representando cerca de 29% dos casos. E essa incidência tem aumentado ao longo dos anos. Um número recente, divulgado pelo Instituto Nacional de Câncer (INCA), é que até 2025 devem surgir cerca de 75 mil novos casos, por isso a prevenção e o diagnóstico precoce são tão importantes. E foi um diagnóstico precoce, através de um autoexame, que levou a Ana a investigar e tratar com mais rapidez e eficiência a doença.

Aparentemente, Ana não se enquadrava em nenhum grupo de risco. Ela é jovem, e o envelhecimento da população é um fator que contribui para esses números tão altos. Não fumava, sempre praticou exercícios físicos. Amamentou. Então, por quê? Eu não tenho essa resposta porque a gente sabe também que basta "dar a louca" numa célula e está feito o estrago. Ela começa a se multiplicar desordenadamente. Então, tem também o imponderável, o imprevisível.

Por isso, a conscientização sobre a importância da prevenção e do diagnóstico precoce tem sido uma das principais estratégias para reduzir a incidência da doença. Campanhas de conscientização, como o "Outubro Rosa", são alertas importantes. A gente sabe que nem todas as mulheres têm acesso aos exames diagnósticos. O Sistema Único de Saúde (SUS) oferece exames de mamografia gratuitos para mulheres a partir dos 40 anos.

Mas se os exames ajudam a chegar a um diagnóstico, o problema seguinte é como tratar. Os recursos são escassos, não atendem a todos. Os medicamentos são caros. Por isso, apesar dos avanços na prevenção e no tratamento do câncer de mama, ainda há muito a ser feito.

E é bom ver a Ana engajada. Durante o tratamento, ela nunca deixou de se envolver com a causa da prevenção e agora compartilha a sua história, oferecendo o encorajamento a tantas mulheres que estão passando pela mesma situação. Posso dizer que Ana Furtado, com este livro, se torna uma fonte de inspiração e esperança para muitas pessoas.

Ao longo de *Até nunca mais*, somos convidados a acompanhar as emoções da autora, que compartilha suas lutas internas, mas também suas vitórias e momentos de alegria ao lado de sua família, amigos e fãs, ensinando a valorizar cada instante, a abraçar a vida com gratidão e a encontrar luz mesmo nas sombras mais densas.

Este livro é mais do que um relato pessoal: é uma obra que, com toda certeza, tocará o coração de todos que o lerem.

Nas palavras de Ana Furtado, encontramos um convite à reflexão sobre a importância da saúde, do autocuidado e da solidariedade. Sua experiência nos incentiva a apreciar os pequenos prazeres da vida, valorizar as relações genuínas e a abraçar a esperança como uma poderosa aliada da nossa jornada.

A mensagem é clara e poderosa: nunca subestime sua capacidade de superar desafios e jamais deixe de acreditar em si mesmo. Com determinação e apoio daqueles que amamos, podemos enfrentar as maiores tempestades e emergir ainda mais fortes.

Que *Até nunca mais* sirva como um farol de luz para aqueles que enfrentam seus próprios desafios, uma fonte de coragem para quem está em busca de forças e uma lembrança de que, mesmo nos momentos mais obscuros, a vida pode florescer novamente.

Então, a todos os leitores, deixo o meu convite para embarcar nesta emocionante história de superação e descobertas, escrita com amor e coragem por uma mulher que é um exemplo vivo de determinação.

Boa leitura!

Com carinho,
Ana Maria Braga
Apresentadora do Mais Você, *chef e jornalista.*

apresentação
viva a vida

Viver é um eterno aprendizado. E nenhum aprendizado é possível sem professores.

Seja na educação formal, seja na escola da vida, todos nós cruzaremos com diversos deles. Alguns nos marcarão mais; outros, menos. Alguns compartilharão conosco lições maravilhosas; outros nos ensinarão coisas que preferiríamos esquecer. Alguns nós levaremos para a vida; outros ficarão apenas na memória de um passado distante.

E muitos deles não nos dão o menor poder de escolha. Entram na sala de aula avassaladores. Cruzam o batente da porta convictos e indomáveis, antes mesmo de tocar o sinal. Despejam sobre nós ensinamentos difíceis, que serão cobrados em provas mais difíceis ainda.

Esses talvez sejam os professores mais marcantes: os que nos ensinam pela dor.

Em 28 de março de 2018, um deles entrou na minha vida. Assim mesmo, sem convite, sem cerimônia, sem aviso prévio. Eu nem sequer havia me matriculado na matéria que ele ministraria. No entanto, ele estava decidido a me ensinar – e, depois de um breve momento de confusão e hesitação, decidi absorver seus ensinamentos.

Desde então, venho aprendendo que não posso escolher o destino que vou seguir, mas que posso parar o carro e recalcular a rota para viajar por uma estrada mais bonita. Com uma paisagem mais agradável. Com o vento tocando o meu rosto. Ouvindo uma playlist que me faça sentir acolhida.

Venho aprendendo que a felicidade não é um lugar distante. Basta nos desconectarmos das telas e nos reconectarmos com nós mesmos para perceber que ela sempre esteve aqui, ao alcance das nossas mãos. Estar em boa companhia é felicidade. Saborear um prato de arroz e feijão é felicidade. Tomar um bom vinho é felicidade. Ter fôlego para subir um lance de escada é felicidade. Brincar com uma criança é felicidade. Tristeza é a gente só perceber a importância dessas coisas quando elas nos faltam.

Venho aprendendo também que viver o amanhã é adoecer aos poucos. E que o único caminho para uma vida equilibrada é estar consciente e entregue ao aqui e ao agora, vivendo o hoje e tratando o presente como o que ele realmente é: um presente que desembrulhamos todas as manhãs, quando levantamos da cama para encarar mais um dia.

Venho aprendendo, enfim, que me colocar em primeiro lugar não é egoísmo: é o que de mais primordial eu preciso fazer se quiser dar o meu amor para as outras pessoas.

Por isso, este é um livro sobre mim, mas é também uma demonstração do meu amor por você, que está me lendo agora. Que enfrenta batalhas que os outros desconhecem. E que talvez esteja passando pelo momento mais difícil da sua vida.

Ao mesmo tempo que estas páginas trazem reflexões que podem te ajudar – assim espero –, elas servem para mim como um lembrete de tudo aquilo que eu não quero e nem posso esquecer. O ano de 2018 foi o mais duro da minha vida, mas também o período em que aprendi as lições mais necessárias para que eu chegasse até aqui saudável, equilibrada, feliz e viva.

Conforme os anos foram se passando, alguns acontecimentos e sensações dessa minha jornada tão complexa, tão cheia de altos e baixos, foram se esvaindo da minha memória. E escrever este livro é uma tarefa que está me ajudando a trazer cada detalhe de volta e, mais do que isso, a sair do trilho automático e assumir o protagonismo da minha história em definitivo.

Sim, **eu** tive câncer de mama. Mas o câncer de mama não me teve.

Sim, ele entrou na minha vida sem ter sido convidado. Mas **eu** o convidei gentilmente a se retirar.

Sim, ele poderia ter assumido o papel de vilão na minha trajetória. Mas **eu** resolvi encará-lo como um professor.

Por incrível que pareça, essa doença, que vem carregada de significados terríveis – como morte, sofrimento, angústia, punição, carma ruim e perdas –, nunca foi minha inimiga, mas sim um empurrão (um tanto quanto grosseiro, é verdade) para que eu entrasse num processo de descobertas. Sobre o mundo e sobre mim mesma.

E, agora, resolvi compartilhar essas descobertas com você. Para saciar o arrependimento da Ana que deixou em branco tantas páginas de tantos cadernos ao longo da vida, hoje eu escrevo um livro. E vou escrevê-lo decidida, até chegar ao último capítulo, não só para registrar o que aconteceu comigo, mas também para levar inspiração a fim de que outras pessoas consigam trilhar caminhos difíceis de maneiras mais suaves.

Porque ser uma ferramenta de cura é meu verdadeiro propósito. Foi por isso, inclusive, que eu me tornei embaixadora do Protea, um instituto que oferece tratamento completo e de qualidade a pacientes de baixa renda acometidas por câncer de mama. E é por isso que metade do rendimento arrecadado com as vendas deste livro será destinada a esse projeto.

Lá em 2018, quando fui arrebatada pela surpresa desagradável de que eu estava com câncer, cheguei a me perguntar: "Por que eu?". Alguns dias depois do choque inicial, passei a me questionar: "Por que não eu?". Hoje, já não me pergunto mais nada. Em vez disso, afirmo com toda a certeza do mundo: por mais estranho que possa parecer, a doença me salvou, me humanizou, me equalizou. Me colocou onde eu precisava estar: no topo da minha lista de prioridades.

Portanto, posso dizer que esta é uma história sobre desconstrução e reconstrução.

No entanto, é também um relato sobre intuição e sobre como o meu anjo da guarda fez questão de me enviar sinais a todo momento. É uma celebração da minha reconexão com a fé, que havia sido engolida pela correria do dia a dia. É um documento em que assino um pacto com a minha vulnerabilidade, mostrando todas as imperfeições que a TV e as campanhas publicitárias insistem em esconder. É uma reflexão a respeito de todas as transformações que a doença provocou em mim, ao me obrigar a enxergar a vida sob um novo prisma. É, por fim, um ato de coragem.

Meu, seu, nosso.

Porque, quando alguém joga sua dor para o universo, as pessoas ao redor se sentem mais fortes, preparadas e encorajadas a falar.

Força, fé e coragem para todos nós. E uma boa leitura!

capítulo 1
o visitante indesejado

Toc, toc.

Batem à porta, mas eu não estou esperando ninguém. É mais provável que seja um engano do que alguém que realmente precisa me encontrar. Por isso, não abro de imediato. Vai que a pessoa percebe a tempo que bateu à porta errada e a gente consegue evitar o constrangimento, não é mesmo?

Toc, toc, toc.

Novas batidas. Dessa vez, mais numerosas e menos espaçadas. Eu sigo sem entender. Ninguém marcou de me visitar. Inclusive, a minha rotina está tão insana que eu nem sequer teria tempo de receber uma visita sem ao menos me programar. Os mais chegados sabem disso – e só eles tomariam a liberdade de bater à minha porta assim, de surpresa. Então, decido continuar ignorando.

Toc, toc, toc, toc.

Cada vez mais batidas. Cada vez mais frenéticas. Cada vez mais difícil ignorá-las, mas eu sigo fazendo vista grossa e fingindo que não é comigo. Decido fazer quem bate à minha porta esperar ilimitadamente. No entanto, sei bem que paciência tem limite.

É aí então que aquela presença, que ainda não estava bem presente, resolve arrombar a porta, entrar e se tornar um visitante indesejado, oficializando sua existência no seio da minha casa, no seio do meu corpo, no meu seio. Me mostrando que não: eu não tenho e nunca tive controle absoluto sobre a minha vida.

Óbvio, essa é uma metáfora, mas não é bem assim que reagimos a verdades que estão ali, dentro de nós – literalmente, no meu caso –, e nos recusamos a enxergá-las?

Logo eu, que sempre fui uma pessoa tão simpática à verdade. E é por isso, pela necessidade de ser franca, que preciso compartilhar a minha história com você. Sem mais artifícios figurativos, vamos aos fatos. E a uma jornada marcada pela minha intuição – que eu também chamo de "meu anjo da guarda".

Toda mulher sabe o que é pressão estética. Por mais que nos enquadremos nos padrões de beleza, estamos sujeitas a essa pressão. Sempre existe alguma coisa que desejamos mudar no nosso corpo. Muitas vezes, nem sequer é uma vontade genuinamente nossa, mas sim uma expectativa social que nos sentimos obrigadas a cumprir.

E, como uma pessoa que sempre trabalhou com a própria imagem e que desenvolveu uma carreira sólida na TV, nas revistas e nas campanhas publicitárias, eu queria parecer perfeita. Pele, cabelo, corpo. Eu não me permitia uma "falha" que fosse.

Com esse pensamento, decidi colocar próteses de silicone. Sim, a trajetória que me levou à descoberta de um câncer de mama começou não como uma preocupação com a minha saúde, mas com a minha aparência.

Eu sempre gostei dos meus seios, mas gostava ainda mais da maneira como eles ficaram enquanto eu amamentava a minha filha Isabella, em 2007. E se os seios já são extremamente representativos para as mulheres em geral, imagine para mim, que estava aparecendo em plano médio na tela de modo constante.

Plano médio, no universo da fotografia, é aquele que nos enquadra da cabeça até a cintura – o que significa que, na TV, meu colo sempre esteve em evidência. E, na constante busca pela perfeição, eu pensava em melhorá-lo. Dar aquele "up" para valorizar ainda mais a minha imagem. Para eu me sentir e parecer melhor. Então, era chegada a hora de refazer meus exames laboratoriais de mama, uma rotina que eu repito todos os semestres desde os meus 35 anos.

Cedo, se considerarmos as recomendações dos órgãos nacionais de saúde.

> *Segundo a Sociedade Brasileira de Mastologia (SBM), o ideal é que mulheres façam mamografias anualmente a partir dos 40 anos.*[1] *Já de acordo com o Ministério da Saúde e o Instituto Nacional de Câncer (INCA), a recomendação é que todas as mulheres entre 50 e 69 anos realizem pelo menos uma mamografia a cada dois anos.*[2]

---

[1] ATENÇÃO aos fatores de risco do câncer de mama: quanto antes melhor. **Sociedade Brasileira de Mastologia.** Disponível em: https://www.sbmastologia.com.br/atencao-aos-fatores-de-risco-do-cancer-de-mama-quanto-antes-melhor/. Acesso em: 1º jul. 2023.

[2] Ministério da Saúde; Instituto Nacional de Câncer José Alencar Gomes da Silva (INCA). **Detecção precoce do câncer.** Rio de Janeiro: INCA, 2021. Disponível em: https://www.inca.gov.br/sites/ufu.sti.inca.local/files/media/document/deteccao-precoce-do-cancer.pdf. Acesso em: 1º jul. 2023.

Essa antecedência, porém, tem um motivo: eu tenho mamas densas. Mamas densas são aquelas compostas de mais tecido glandular (responsável pela produção do leite materno) do que gordura. O que não chega a ser um problema, mas exige cuidados especiais, já que a densidade da mama pode dificultar a visualização de um eventual tumor em exames de imagem.

Era setembro de 2017 quando eu refiz meus exames com um único objetivo: checar se eu tinha sinal verde para prosseguir com os planos de colocar silicone. E, aparentemente, estava tudo bem. A única "anormalidade" que o exame apontou foi um cisto, que o cirurgião plástico sugeriu que eu investigasse com um mastologista da confiança dele. Esse foi o primeiro sinal que eu recebi da minha intuição – ou melhor, do meu anjo da guarda – de que talvez alguma coisa não estivesse certa.

Então, lá fui eu me consultar com o mastologista, tranquila de que aquele seria apenas mais um cisto como tantos outros que eu já havia tido. Para a minha felicidade, o especialista confirmou que não era nada que demandasse preocupação. Apenas um cisto, uma formação cheia de líquido que o cirurgião plástico poderia retirar durante o procedimento de colocação da prótese de silicone.

Com o aval de dois médicos, eu marquei a minha cirurgia. Como estava apresentando um programa semanal na Rede Globo, o *É de Casa*, eu precisaria agendar para uma data que não fosse comprometer a rotina de gravações. E foi aí que achei uma brecha em 9 de abril de 2018, dia que se tornaria um dos mais marcantes da minha vida – portanto, guarde essa data.

Depois da marcação da cirurgia, as coisas seguiram como deveriam ser. Muito trabalho, muitos momentos especiais com a minha família, muita vida. E, como a pessoa disciplinada que sou, muita rotina também. Uma alimentação regrada, exercícios físicos diários, sono regulado e cuidados constantes com o meu corpo e a minha saúde – incluindo o autoexame das mamas todos os meses.

No começo de 2018, porém, durante o autoexame, eu senti um caroço bem naquele lugar onde os exames pré-operatórios haviam apontado o tal do cisto. Estranhei, porque o que antes era detectável apenas por exames de imagem, agora, estava bem perceptível ao toque. Passei a mão ali diversas vezes, tentando entender o que poderia estar acontecendo. E, todas as vezes que eu encostava no que até então era um simples cisto, uma voz vinha imediatamente à minha cabeça:

— Ana, investigue isso a fundo.

Segundo sinal da minha intuição – ou do meu anjo da guarda.

Então, três semanas antes da cirurgia de colocação da prótese, mais precisamente no dia 23 de março de 2018, resolvi fazer novos exames: mamografia digital, ressonância magnética e, por fim, ultrassonografia das mamas. Todos eles indicaram uma lesão classificada pela medicina como BI-RADS 4 – ou seja, uma alteração que pode ou não ser interpretada como suspeita pelos profissionais envolvidos no diagnóstico.[3]

---

[3] NÓDULO mamário BI-RADS 4: o que preciso saber. **Imag Medicina Diagnóstica**, 24 mar. 2023. Disponível em: https://www.imagdiagnostico.com.br/artigo/nodulo-mamario-bi-rads-4-o-que-preciso-saber. Acesso em: 2 jul. 2023.

Avaliando as características físicas do cisto, eles me aconselharam a ficar tranquila. Não era câncer. E foi então que meu anjo da guarda entrou em ação mais uma vez. Sabe quando estamos impacientes diante da falta de compreensão de alguém sobre determinado assunto e perguntamos: "Entendeu ou quer que eu desenhe?"? Foi exatamente isso que aconteceu.

Eu estava deitada fazendo o último exame – a ultrassonografia – e acompanhando as imagens projetadas em um telão à minha frente. Tudo normal, até que a médica passou o scanner pelo fatídico cisto que vinha me afligindo havia algum tempo. Para o meu espanto, ele tinha uma coloração diferente da dos demais cistos presentes na minha mama, normalmente num tom de preto profundo. Perguntei de imediato:

— Por que esse cisto está tão acinzentado?

Ao que ela respondeu, sem sinais de preocupação:

— Cistos nessa coloração em geral são mais antigos.

No entanto, eu sabia que não era o caso. Até setembro de 2017, ele nunca havia aparecido, nem nos exames de imagem, nem nos exames de toque. Então, eu disse para a médica que gostaria de fazer uma biópsia. Ela não recomendou, afinal a aparência do cisto não indicava que ele fosse maligno, mas eu insisti. E, no dia 26 de março de 2018, retirei uma amostra para análise em um dos melhores laboratórios do Brasil.

Naquele momento, sei que meu anjo da guarda vibrou de felicidade. Eu finalmente havia entendido o recado que ele queria me passar. No entanto, eu me angustiei. A cada manhã em que eu acordava e o resultado ainda não havia saído, eu desconfiava mais. Foram cinco dias de aflição, como se alguém tivesse me mandado uma mensagem dizendo que precisava conversar comigo sobre um assunto sério, mas me fizesse esperar quase uma semana para a revelação.

Até que, em 28 de março de 2018, minha ansiedade me fez agir. Eu estava em casa e decidi ligar para o laboratório, perguntando se o resultado já estava pronto. E sim, ele já estava. Não era o procedimento padrão, porém, para colocar um fim à minha angústia, o laboratório me encaminhou o laudo. "Carcinoma" era o que estava escrito naquela folha, a princípio, intrigante. Mas eu não sabia o que era um carcinoma.

Na agitação de querer entender o que seria da minha vida, joguei o termo no Google. Foi a pior coisa que eu poderia ter feito por mim mesma naquele momento, porque os resultados da busca foram os mais catastróficos possíveis. Carcinoma significava câncer. E, por mais que isso não estivesse escrito com todas as letras em nenhum lugar, eu sabia que câncer era sinônimo de sofrimento, angústia, punição, carma ruim, perdas. Morte. Eu estava diante da finitude, como nunca havia estado antes.

Desesperada, liguei para a mastologista.

— Alô, doutora? Eu recebi o laudo do meu exame, e aqui diz "carcinoma". Eu estou com câncer?

Não sei se a minha expectativa era confirmar a desgraça que se abatia sobre mim ou escutar uma resposta improvável que me aliviasse. Algo do tipo: *o Google, oráculo do século XXI, está errado. Você não tem nada, Ana!*

Ao contrário disso, porém, ela pediu que eu fosse até o consultório. Não queria tratar de um assunto tão delicado por telefone.

Naquele momento, minha casa estava silenciosa, como costuma ser em todo fim de tarde. Minha voz ecoou no silêncio, subiu as escadas e chegou ao segundo andar, onde o Boninho, meu marido e companheiro de vida, estava em reunião. Imediatamente, ao ouvir aquela palavra tão cruel saindo da minha boca num tom de incredulidade, ele desceu, com os olhos arregalados.

Ele me viu desligar o telefone em choque. Era como se eu tivesse caído num buraco, num vácuo onde meus sentidos não funcionavam. Eu não enxergava nada. Não ouvia nada. Não sentia cheiro nenhum. Gosto nenhum. Não conseguia tatear nada. A impressão era a de que eu já havia morrido, saído do meu corpo, e que estava assistindo a mim mesma com um certo distanciamento.

Isso realmente está acontecendo comigo? Essa pessoa tão fragilizada sou eu? Eu estou acordada? Esse diagnóstico é verdadeiro ou apenas um sonho ruim? Será que a minha história acaba aqui? Será que é disso que eu vou morrer?

Esses eram os pensamentos que me atormentavam enquanto eu flutuava no nada, aos 44 anos, com o diagnóstico de uma doença que poderia ser terminal.

De alguma maneira, receber o diagnóstico me lembrou da sensação de tomar um *coscorrón*, aquele shot de tequila servido à moda mexicana e que vem acompanhado de um chacoalhão na cabeça que nos faz perder a noção de tudo, potencializando o efeito de tontura produzido pelo álcool.

Até que um abraço quente e carinhoso me resgatou. Era o Boninho me acolhendo e preenchendo todo o vácuo com a sua presença. Naquele momento, senti como se ele tivesse me pegado pela mão, me puxado para fora do buraco e sedimentado aquela vala, para que eu pudesse voltar a caminhar pela minha estrada. Ou melhor, pela nossa estrada. Porque eu e o Boninho, desde que nos conhecemos, firmamos um combinado: o de que iríamos envelhecer juntos, cuidando da nossa filha e aproveitando nossos netos e bisnetos com toda a felicidade e tranquilidade que qualquer ser humano merece ter.

Foram cinco minutos de um abraço silencioso, mas que me disse tudo o que eu precisava escutar para transformar o frio em calor, o medo em coragem, a fraqueza em força, e me agarrar à maior razão da minha vida: a Isabella.

Na época, ela tinha apenas 11 anos. E eu não poderia deixá-la crescer sem a minha presença materna. Foi ali, nos braços do meu marido, que recebi a primeira dose de segurança para lutar por mim, sendo que lutar por mim era também lutar por ele e pela nossa filha. E, juntos, nós somos mais poderosos do que a Liga da Justiça. Juntos, somos imbatíveis.

Passado esse primeiro momento de me perder e me reencontrar, fui, naquela mesma noite, acompanhada do Boninho, para o consultório da médica com quem eu havia conversado ao telefone. Era o último horário da agenda dela, por volta das 21h30. O ambiente já estava vazio, sem aquela circulação habitual de grandes prédios comerciais. Tudo meio triste, estranho, sombrio. Apesar de estar segura com a companhia do meu marido, eu tinha medo e muitas, muitas dúvidas. Eu nem sequer sabia as perguntas – que dirá as respostas –, mas estava confiante de que escutaria um prognóstico positivo. Afinal, eu era jovem, tinha hábitos saudáveis e uma rede de apoio com a qual poderia contar a todo momento.

Ledo engano.

Naquele consultório, onde esperei me sentir acolhida, escutei outra sentença desesperadora. Não era a morte, mas uma perspectiva muito ruim: a de que eu teria que fazer mastectomia geral nas duas mamas – ou seja, esvaziar todo o conteúdo dos meus seios. O que é extremamente traumático para uma mulher, em especial quando ela vive da sua imagem, como é o meu caso. A partir dali, não só a minha vida estaria em risco, mas também a continuidade de tudo o que eu construí nos meus trinta anos de carreira como modelo, atriz e apresentadora.

Nessas horas, era inevitável pensar: *Por que comigo, meu Deus? Por quê?*

Percebendo a minha tristeza, então, o Boninho fez uma ligação, ali no consultório mesmo. Eu ainda não sabia, mas era para o profissional que me deu à luz e me fez renascer depois dos 40: o doutor Fernando Maluf, oncologista que atende em São Paulo. Desligando o telefone, meu marido disse que havia conversado com um dos melhores médicos do Brasil e pediu que eu não perdesse as esperanças, porque, segundo o médico, a doença que eu tinha era altamente curável.

Saímos do consultório com uma segunda opinião médica mais positiva e decididos de que meu tratamento todo seria feito com o doutor Fernando e sua equipe. No entanto, como ele atendia em São Paulo e eu moro no Rio, eu precisaria me programar. Compramos as passagens para a segunda-feira seguinte. Só que, nesse intervalo, haveria quatro dias muito intensos. Na quinta e na sexta eu apresentaria o *Encontro*, cobrindo a ausência da minha colega Fátima Bernardes. No sábado, era a vez de integrar a bancada do *É de Casa*. E no domingo era a Páscoa – ocasião em que eu encontraria toda a minha família para celebrar a volta de Cristo à vida, bem no momento em que eu sentia a vida se esvaindo pelas minhas mãos.

Foram quatro dias repletos de sentimentos contraditórios, mas também quatro dias em que experimentei, dentro de mim, uma força que até então eu desconhecia. Apesar de o câncer ser uma manifestação física, naquele momento o meu problema era completamente emocional e psicológico. Eu não sentia dores, nem enjoos, nem fraqueza. Nada que me impedisse de estar de pé, de trabalhar ou de estar com a minha família.

Então, foi isso o que fiz. Na quinta, na sexta e no sábado, entrei em estúdio firme e forte. Apesar de estar emocionalmente destruída, não deixei ninguém notar nenhum tipo de tristeza, euforia ou falta de concentração. Em um dos programas, aliás, a pauta era sobre diagnósticos de doenças. A vontade de chorar era enorme, mas eu respirava fundo e engolia o choro, com a minha cabeça sendo inundada por novos questionamentos.

O que eu estou fazendo aqui? Neste momento, não seria melhor priorizar a minha saúde em detrimento do meu trabalho? Será que estou sendo justa comigo? E com o *público, que sempre me apoiou? É justo com eles omitir o que está acontecendo?*

Hoje, sei que não fui justa. Nem comigo, nem com quem me acompanha. Na época, contudo, eu ainda não sabia dizer não – esse, sem dúvida, foi um dos maiores aprendizados que a doença me trouxe, mas só fui absorvê-lo mais tarde, como vou compartilhar com você nas próximas páginas. Então, fiz o meu melhor naqueles três dias de trabalho.

No *É de Casa* daquele sábado, vivi uma das experiências mais significativas de toda a minha vida. A convidada musical da edição era a cantora e compositora Ludmilla. E, enquanto ela se apresentava, eu me permiti como nunca havia feito antes. Dancei até o chão. Pulei. Cantei. Por mais que ninguém soubesse, aquele programa era, até segunda ordem, a minha despedida da televisão. Eu ainda não sabia se o câncer estava em estágio inicial ou terminal. Eu ainda não tinha certeza se precisaria remover as minhas mamas por completo. Então, resolvi aproveitar aquele dia como se fosse o último. Com leveza, sorrisos, brincadeiras – como sempre deveria ser.

Quando o programa terminou, porém, voltei para casa dirigindo aos prantos, como se a televisão fosse um metaverso de felicidade e, a partir do momento em que as câmeras se desligaram, eu tivesse sido transportada novamente para a vida real. A vida de uma mulher muito privilegiada, sim, por ter acesso aos melhores tratamentos e por ter o apoio incondicional de um parceiro de vida que nunca cogitou soltar a minha mão, contrariando as estatísticas que dizem que 70% das mulheres são abandonadas ao descobrirem um câncer de mama.[4] Ainda assim, porém, a vida de uma mulher com uma doença que é sinônimo de morte.

Junto com as lágrimas, veio também o alívio de eu já ter me resolvido pelo menos com o meu ofício. No entanto, ainda viria pela frente o domingo de Páscoa – e a difícil tarefa de ter que performar normalidade diante da minha família.

Como vou olhar para as pessoas que eu mais amo e fingir que está tudo bem?

Essa era a nova pergunta que martelava a minha cabeça minuto após minuto. Até aquele momento, apenas o Boninho sabia do meu diagnóstico. Minha filha, meus pais, meus irmãos, meus tios, meus sobrinhos: nenhum deles fazia ideia do que eu estava enfrentando. E eu estava decidida a não contar nada ainda. Se eu nem sequer tinha as respostas para as minhas aflições, como poderia lidar com os questionamentos deles?

Então, resolvi fazer daquele almoço de Páscoa o momento mais feliz possível ao lado de todas as pessoas que eram meu porto seguro. Eu os encontrei com uma vontade verdadeira de estar com eles. Abracei cada um. Disse "eu te amo" para cada um. Sentei com cada um e perguntei, com um interesse genuíno, como estavam. Se eles não sabiam pelo que eu estava passando, existia

---

[4] SOUSA, Natália. Na velhice e na doença: mulheres são abandonadas quando não podem mais cuidar. **AzMina**, 18 jan. 2022. Disponível em: https://azmina.com.br/reportagens/na-velhice-e-na-doenca-mulheres-sao-abandonadas-quando-nao-podem-mais-cuidar/. Acesso em: 1º jul. 2023.

também a possibilidade de eu não saber pelo que eles estavam passando.

Tive conversas lindas. Trocas gratificantes. E fui embora daquele almoço com a certeza de que havia cumprido com maestria a minha missão. Eu não queria virar as costas e deixar todo mundo chorando. Então, saí pela porta da frente, com o peito estufado de orgulho ao ver todo mundo sorrindo.

capítulo 2
por que não comigo?

Re-si-li-ên-ci-a (s.f.).

    Habilidade emocional necessária para suportarmos os dias ruins. Característica de quem sabe que mais importa a nossa maneira de reagir ao fato do que o fato em si. É receber uma notícia devastadora para, mais tarde, se recompor. É quebrar em mil pedacinhos e juntar os cacos, ciente de que as cicatrizes, agora, fazem parte de quem somos. É perder o chão e se lançar chorando no breu da noite – mas não sem antes determinar que as lágrimas precisam se esvair assim que o sol nascer.

    É a "capacidade de se recobrar facilmente ou se adaptar à má sorte ou às mudanças", segundo o dicionário Oxford Languages.

    Embora o verbete venha ganhando popularidade em um mundo que se transforma cada vez mais rápido, a resiliência, como atitude, sempre foi popular. Mais do que isso: ela foi necessária para a nossa sobrevivência como espécie. Teóricos evolucionistas afirmaram que *não é o mais forte da espécie que sobrevive, nem o mais inteligente, mas sim aquele que melhor se adapta às mudanças.* Eles estavam falando sobre resiliência.

    Portanto, se quisesse sobreviver ao visitante indesejado que havia se instalado no meu corpo, eu precisaria ser resiliente. Precisaria, antes de qualquer coisa, colocá-lo no seu devido lugar: o de um câncer, que, apesar de assustador, nunca foi maior do que eu.

E eu fiz isso. Mas esse processo não foi tão simples – nem tão linear – assim. E como neste livro eu me propus a expor toda a minha vulnerabilidade, vou abrir para você os altos e baixos da minha jornada de aceitação da doença.

Pois bem. Quatro dias, três programas ao vivo e um almoço em família depois, por fim havia chegado a tal segunda-feira em que eu iria para São Paulo passar em consulta com um novo médico e ouvir uma segunda opinião sobre o meu diagnóstico.

E, apesar de a Páscoa ter sido no domingo, foi ali, naquela segunda-feira, dia 2 de abril de 2018, no consultório do doutor Fernando Maluf, que começou o meu renascimento. O diagnóstico continuava não sendo o melhor. O que eu tinha era, indiscutivelmente, um tumor maligno em estágio inicial e que precisaria ser tratado com urgência para não evoluir. No entanto, meu novo médico estava otimista e me pediu um exame de imagem mais aprofundado, o PET Scan,[5] para podermos entender o que de fato estava acontecendo no meu corpo e, então, planejarmos o tratamento.

Com o resultado do exame em mãos, passei, no dia seguinte, em uma consulta com o doutor Silvio Bromberg, mastologista da equipe do doutor Maluf, e recebi a melhor notícia dos últimos tempos: eu não precisaria fazer o

---

[5] Positron Emission Tomography ou tomografia por emissão de pósitrons.

esvaziamento das mamas – apenas uma cirurgia simples para retirar o tumor. Meus seios continuariam como eram e sofreriam somente uma incisão mínima.

    Como não tínhamos tempo a perder, já agendamos a cirurgia para a próxima data disponível na agenda do doutor Silvio. Por acaso – ou não, como eu prefiro acreditar –, essa data era 9 de abril de 2018. Justo o dia para o qual eu, lá em setembro de 2017, havia marcado a cirurgia estética que dera início a toda essa história.

    E, mais uma vez por acaso – ou não –, a técnica minimamente invasiva do doutor Silvio consistia em retirar o tumor através de uma incisão bem pequena, como a que se faz em uma cirurgia para colocação de prótese mamária. Através de um pequeno corte na base da mama, ele conseguiria retirar o tumor com uma margem de segurança e ainda acessaria os linfonodos axilares, que poderiam ou não estar infectados. Por sorte, não estavam.

    Por isso, apesar de ter transformado a minha relação com o meu corpo e com a minha autoestima, continuo profundamente agradecida à minha vaidade e ao meu ímpeto de querer colocar silicone. Se não fossem eles, talvez eu não estivesse aqui, firme no propósito de inspirar outras pessoas com a minha história. Talvez o cirurgião plástico tivesse removido, sem os cuidados necessários, o que acreditávamos ser um mero cisto e o câncer tivesse se espalhado. Talvez eu não tivesse uma segunda chance de concretizar o meu maior sonho: o de envelhecer ao lado da minha filha e do meu marido.

Felizmente, o rumo dessa história foi outro, e o fatídico dia 9 de abril de 2018 recebeu toda a atenção que merecia.

Até então, a única vez que eu havia entrado no hospital em um momento decisivo havia sido em maio de 2007, para dar à luz minha filha. Eu sabia que ali uma Ana antiga morreria para dar lugar a uma nova versão de mim mesma. No entanto, eu também estava certa de que aquela seria uma celebração da vida. Um neném estava vindo ao mundo pelo meu ventre, para continuar o meu legado. Era uma ocasião feliz, sem dúvida.

Onze anos mais tarde, me vi no mesmo grau de apreensão, porém com a felicidade sendo substituída por uma tristeza silenciosa. Mais uma vez, um momento decisivo da minha vida aconteceria em uma sala hermeticamente fechada, artificialmente iluminada, impecavelmente limpa. Só que, agora, ninguém celebrava nada. Eu, o Boninho e a minha mãe entramos juntos pela porta da frente do hospital, mas não trocamos sequer uma palavra.

E eu, que sempre estive acostumada a ser reconhecida com alegria e abordada para uma foto tão logo adentrava os lugares, percebi que ali, no hospital, imperava um acordo tácito em que todas as partes envolvidas falavam apenas o necessário. Inclusive eu.

As pessoas que me atenderam transpareceram uma preocupação para que me sentisse bem e segura. No entanto, não houve conversa trivial. Não houve um "acompanho você e admiro o seu trabalho". Não houve olhares curiosos com a minha presença. Apenas palavras protocolares, todas ditas de forma muito gentil e doce, em volume controlado, me preparando para o que estava por vir.

Quando entrei no quarto, embora tudo continuasse asséptico, eu estava muito nervosa. Como se não bastasse o diagnóstico, tenho pavor de agulha. E como se não bastasse o pavor de agulha, eu, jornalista por formação e curiosa por natureza, me dei conta de que não havia perguntado a ninguém sobre como seria a minha cirurgia. Era como se eu estivesse de olhos vendados trilhando um caminho que não conhecia.

Não demorou muito tempo até que eu fosse levada para uma sala pré-operatória para fazer a marcação do tumor. *Uma palpação, alguns pontinhos com caneta e pronto: em poucos minutos, eu já devo estar de volta no quarto para me concentrar antes de entrar para a cirurgia* – foi o que pensei. Mal sabia eu que ali, na sala pré-operatória, experimentaria um dos momentos mais angustiantes de toda a minha trajetória de enfrentamento do câncer.

Eu estava deitada em uma maca, esperando que alguém viesse tirar as medidas e marcar o tumor. Passaram-se cinco minutos e esse alguém não apareceu. Dez, e nada. Quinze, e nem sinal. Então, comecei a ficar nervosa, desejando a presença de qualquer pessoa, uma enfermeira, talvez, para apertar a minha mão e me dizer que ia ficar tudo bem.

Vinte minutos e eu ainda ali, esperando sozinha. Trinta, e nem sinal da equipe médica. Então, comecei a pensar na minha mãe e no meu marido e me pus a chorar. Tudo o que eu queria era a companhia deles, que estavam apenas dois andares acima de mim. Tão perto, mas tão longe.

Quarenta minutos, e aquela espera angustiante continuava. Um sentimento horrível de completa solidão e abandono tomava conta de mim. Logo no primeiro passo da minha longa jornada como paciente oncológica, eu já estava em sofrimento. Na tentativa de aliviar a minha dor, refleti sobre o que estava acontecendo. Que medo era aquele? Quando ele havia começado? Por que ele existia?

Foi então que me veio à mente a imagem de Nossa Senhora da Conceição, com seu semblante amoroso e acolhedor, e eu entendi tudo. **Solidão é um estado de espírito. Há quem esteja sozinho no Maracanã lotado. Há quem esteja amparado numa excursão individual para o alto do monte Everest. Eu, independentemente das circunstâncias, nunca estive sozinha.** Sempre tive quem caminhasse comigo. Nossa Senhora, em qualquer das Suas formas ou nomes, jamais saiu do meu lado. E aquela era a hora de trazer tanto ela quanto todos os demais signos do Catolicismo de volta para a minha vida. Afinal, em vez de ter sido abandonada, eu havia abandonado. Então, me arrependi, pedi perdão e, em conversa com Nossa Senhora e com Deus, prometi:

— A partir de agora, vou abrir todas as minhas portas e janelas e deixar vocês entrarem. Entrem. Tomem conta de mim. Eu confio na vontade de vocês. E por ela serei eternamente grata.

Quando me dei conta de que aquele momento de espera era uma oportunidade de me reconectar comigo mesma e com a minha fé, fiquei em paz. Não na paz de quem tem a garantia de um final feliz, mas na de quem tem alguém em quem confiar.

    Depois de quase uma hora de espera e de um reencontro emocionante com a minha fé, um profissional da equipe de saúde apareceu, fez a marcação do tumor e justificou a demora: havia surgido uma emergência com outro paciente, que precisou ser atendido em regime de prioridade.

    Quando voltei para o quarto, o Boninho e a minha mãe estavam aflitos. Talvez eles esperassem pelo pior.

    — Por que você demorou tanto? — me perguntaram.

    — Porque era o tempo que tinha que ser — respondi, num misto de conformação e consolo à aflição deles.

    — Mas o que aconteceu? — eles insistiram.

    — Tantas coisas importantes... Inclusive a marcação do tumor — falei, já pedindo licença para continuar o meu momento de solitude.

    Por mais que a presença e o apoio da minha mãe e do meu marido fossem fundamentais, eu sentia que precisava aprofundar a conexão espiritual que começara alguns minutos mais cedo, na sala pré-operatória.

    Mais do que isso, precisava aproveitar ao máximo o poder do quarto onde eu dera entrada na minha internação, porque ele não era um simples quarto. Ele era um portal.

Crer no que não se vê é um exercício. Assim como eu sempre acreditei em Deus e em Nossa Senhora, também recorri inúmeras vezes à astrologia, ao tarô e à numerologia para me antecipar ao tempo. Para tentar prever o futuro. Para encontrar sinais que pudessem direcionar a minha caminhada e as minhas escolhas.

E embora nenhum conhecimento místico tenha conseguido prever a minha doença, continuo acreditando no que é subjetivo. Acredito que os sinais sempre estão por aí. Basta estarmos atentos para captá-los e sermos sensíveis para interpretá-los.

O "cisto" de cor diferente revelado na ultrassonografia da mama, a data da cirurgia de retirada do tumor coincidindo com a data da cirurgia de colocação da prótese mamária: minha jornada de enfrentamento do câncer estava cheia de sinais. E o número do quarto era mais um deles: 1111.

Por causa das minhas incursões pelo misticismo, eu já conhecia o portal energético 11.11. De acordo com a astrologia e a numerologia, trata-se de uma sequência numérica que representa um chamado para a elevação da consciência e que abre portas para a interação entre os mundos físico e espiritual.

Diante de mais esse sinal, não me parecia ser à toa que eu acabara de viver um resgate da minha espiritualidade. Agora, cabia a mim trabalhá-la. E foi o que eu fiz. Durante todo o tempo em que fiquei ali, esperando para ser conduzida até a mesa de cirurgia, mentalizei um canal direto entre mim e o plano superior. Uma luz forte e incandescente que saía do topo da minha cabeça em direção aos céus.

E rezei. Um pai-nosso, uma ave-maria. Mais um pai-nosso, seguido de outra ave-maria. E mais um, e mais outro. Tantos que até perdi as contas. Já que eu havia prometido deixar as minhas portas e janelas sempre abertas para Deus entrar e cuidar de mim, rezar, por mais que fossem as orações mais básicas do Catolicismo, era o mínimo que eu poderia fazer por mim mesma.

> *Há décadas que cientistas de todo o mundo se debruçam sobre a relação entre a fé e a cura. A Organização Mundial da Saúde (OMS) já atesta que a fé influencia positivamente na saúde física, mental e biológica do ser humano.*[6] *Somando-se a esse coro, em 2004, o São Paulo Medical Journal, desenvolvido pela Associação Paulista de Medicina, publicou uma pesquisa comprovando que rezar acarreta uma melhoria significativa da qualidade de vida e dos sintomas dos pacientes em tratamento oncológico.*[7]

Daquele dia em diante, como você vai perceber em diversos momentos deste livro e mais especificamente no capítulo 5, fortaleci bastante a minha fé, que estava adormecida, e hoje tenho a convicção de que ela foi fundamental

---

[6] CIÊNCIA comprova os benefícios da fé para o corpo, mente e coração. **Estado de Minas**, 18 fev. 2020. Disponível em: https://www.em.com.br/app/noticia/economia/mf-press/2020/02/18/mf_press_economia_economia,1122797/ciencia-comprova-os-beneficios-da-fe-para-o-corpo-mente-e-coracao.shtml. Acesso em: 1º jul. 2023.

[7] PRAYING correlates with higher quality of life: results from a survey on complementary/alternative medicine use among a group of Brazilian cancer patients. **São Paulo Medical Journal**, 2004. Disponível em: https://www.scielo.br/j/spmj/a/H3PBWYGrrYXwBHVZr5j3qFz/?lang=en. Acesso em: 20 jul. 2023.

no meu processo de cura. Deus está em todos os lugares. Inclusive dentro de nós. Basta sabermos nos conectar com Ele.

E foi assim, com a chama da fé faiscando, como uma fogueira teimosa que resiste a um temporal, que entrei na sala de cirurgia, deixando o Boninho apreensivo no quarto 1111 e a minha mãe em prantos na porta do centro cirúrgico. Segui rezando pais-nossos e ave-marias até que a anestesia me apagasse. Acordei algumas horas mais tarde, sem o tumor no seio e com o terço da minha mãe repousando nas minhas mãos. Exatamente como eu havia pedido à equipe médica e a Deus.

Para muitas pessoas – inclusive para mim, antes de ter tido um câncer –, tirar um tumor já é sinônimo de estar curado. Acontece que, na maioria das ocorrências, a cirurgia de remoção é apenas o primeiro passo de todo um longo plano de tratamento que, muitas vezes, envolve também quimioterapia e radioterapia. No meu caso, seriam seis sessões de químio a cada 21 dias, seguidas de 25 sessões de rádio de segunda a sexta, e mais cinco anos de bloqueio hormonal. Ou seja, o dia 9 de abril de 2018 era apenas o começo de uma saga que só veio a terminar agora, na ocasião do lançamento deste livro.

E, para encarar toda essa longa trajetória, eu precisaria, como já falei, de muita resiliência. Meu corpo, minha rotina, meus dias, meu trabalho, minha relação comigo mesma e com a minha família, minhas prioridades, minha percepção do tempo – tudo isso se transformaria. Para melhor ou para pior? Isso dependeria da primeira e mais importante mudança de todas: a de mentalidade.

Engana-se quem pensa que, depois do meu reencontro com a fé, tudo foi linear. Dias depois da cirurgia, eu não tinha mais um tumor, mas ainda tinha um dreno no seio, inúmeras dúvidas sobre o meu tratamento e muita revolta por ter que encarar diversas sessões de químio e radioterapia – que nada mais são do que um envenenamento controlado do corpo. Células ruins morreriam, mas boas também. Meu cabelo, potencialmente, cairia. Minhas unhas ficariam fracas. Eu sentiria muito enjoo. Dores nas articulações. Dificuldade até para subir um lance de escada.

E, diante de todo esse sofrimento que eu já podia imaginar que viria, era inevitável me perguntar: "Por que eu, meu Deus? Como essa doença se instalou em mim, se eu sempre cuidei tanto do meu corpo? O que eu fiz para merecer um câncer?".

Na minha concepção, absolutamente nada. Desde os 15 anos, eu mantinha uma alimentação que, de tão regrada, chegava a ser rígida. Não tomava refrigerante, não comia fritura, ingeria muitas frutas, legumes e verduras. Praticava esportes, não fumava, tinha o sono regulado. Bebia com bastante moderação, era disciplinada e determinada.

Durante toda a minha vida, me disseram que, se fizesse tudo isso, eu teria longevidade e saúde. No entanto, não era o que estava acontecendo. Muito pelo contrário: aos 44 anos, eu estava com câncer, uma doença que me colocou cara a cara com a minha finitude.

E isso me deixava irada. Fazia-me sentir traída pela vida, pelo destino, pelos meus antepassados. Pela escolha do meu nome, em cujo significado eu acreditava fielmente. Eu me chamo Ana Beatriz. Ana é aquela cheia de graça. Beatriz é a que faz os outros felizes. Como podia a cheia de graça e que faz os outros felizes estar com câncer?

Eu não entendia. Não aceitava. Não me conformava. Repetia mentalmente à exaustão: *Por que eu? Por que comigo? Por quê?*

Até que a vida se encarregou de me colocar na situação mais banal possível para me lembrar de que eu não era diferente de ninguém. Se mais de 60 mil mulheres desenvolvem câncer de mama no Brasil a cada ano,[8] por que eu não poderia ser uma delas?

Era um dia da semana qualquer. Tão qualquer que eu nem sequer lembro se era segunda, terça, quarta, quinta ou sexta. Só lembro que já tinha recebido o diagnóstico, extraído o tumor e estava revoltada. Tão revoltada que a minha indignação era capaz de promover uma rebelião. Eu era capaz de parar a cidade do Rio de Janeiro.

No entanto, burocracias não enxergam estado de espírito. Eu precisava ir a uma agência dos Correios dar entrada no CPF da Isabella. Não importava o quanto eu estivesse brava, triste ou indignada: o prazo estava se esgotando, só os responsáveis diretos – ou seja, eu ou o Boninho – poderiam fazer o que precisava ser feito, e tinha que ser pessoalmente.

---

[8] ESTATÍSTICAS para câncer de mama. **Oncoguia**, 5 out. 2014. Disponível em: http://www.oncoguia.org.br/conteudo/estatisticas-para-cancer-de-mama/6562/34/. Acesso em: 2 jul. 2023.

Então, lá fui eu, vestindo uma camiseta branca, uma calça jeans e um tênis, pegar a fila dos Correios. Sou bastante avessa a me disfarçar com óculos de sol e boné para não ser reconhecida na rua. Por isso, como já era de esperar, começou um burburinho atrás de mim.

— A Ana Furtado aqui nos Correios?! Não é possível! Deve ser uma sósia ou uma irmã...

E por mais que eu não estivesse no clima para tirar foto e conversar, eu o fiz, muito consciente de que, se hoje estou no lugar de privilégio que ocupo, é por causa das pessoas que me acompanham e gostam do meu trabalho na televisão. No entanto, a pergunta de 1 milhão de dólares, cuja resposta eu não encontrei até hoje, continuava martelando na minha cabeça: *Por que eu?*

Entre uma foto e outra, no calor típico de um estabelecimento com o ar-condicionado quebrado no Rio de Janeiro, meu celular apitou. Era uma mensagem de WhatsApp de uma grande amiga, Luciana Dias, a pessoa mais conectada com o plano superior que eu conheço. Ela havia me enviado um vídeo.

A minha primeira reação foi não abrir. Eu não tinha levado fone de ouvido e não queria ser inconveniente na frente de todas aquelas pessoas. Mais uma vez, porém, a minha intuição – ou o meu querido anjo da guarda – entrou em ação, como uma voz no meu ouvido que falava: *Abra a mensagem e veja o vídeo. AGORA.*

O meu impulso inicial foi calar a tal voz. Até que me lembrei: foi graças a ela que eu descobri o câncer em fase inicial e que estava desfrutando de um prognóstico otimista e da oportunidade de renascer, já que as chances de cura são de 95% nos cânceres de mama detectados em estágios incipientes.[9] Então, não ofereci resistência alguma. Abri o vídeo ali mesmo, no meio de todo mundo, sem fone de ouvido. Certas coisas na vida não podem esperar, e aquele vídeo definitivamente era uma delas.

Na tela, Monja Coen, uma mulher madura de cabeça raspada. Não por estilo, muito menos por doença, mas por ideologia. Monges budistas raspam os cabelos em reverência a Sidarta Gautama, o Budha, que renunciou ao título de príncipe para seguir o caminho da iluminação, em uma época em que a realeza usava o cabelo longo como símbolo.[10] Vestindo uma túnica escura, ela ocupava o que parecia ser o centro de uma arena. Com um microfone de lapela amplificando uma voz serena e uma fala pausada, ela contava a seguinte história para uma plateia atenta e silenciosa.

Certa vez, uma bióloga lhe disse que as células cancerígenas, quando observadas através de um microscópio, são muito bonitas. Diante dessa beleza surpreendente, fica a seguinte reflexão: como, ao contrário de alimentar o desejo de destruir aquelas células tão belas, podemos aprender a conviver e transformar a relação que se tem com elas? Lutar contra, alimentando um sentimento bélico, segundo a palestrante, é depositar uma energia que fortalece o inimigo. O caminho está em fazer sobressair

---

9 CÂNCER de mama tem 95% de chance de cura quando descoberto precocemente. **Oncocentro Curitiba**, s.d. Disponível em: https://www.oncocentrocuritiba.com.br/blog/cancer-de-mama-tem-95-de-chance-de-cura-quando-descoberto-precocemente. Acesso em: 2 jul. 2023.
10 POR QUE monges raspam a cabeça? **Superinteressante**, 18 jul. 2019. Disponível em: https://super.abril.com.br/coluna/oraculo/por-que-monges-raspam-a-cabeca. Acesso em: 3 jul. 2023.

o que é bom, em vez de colocar uma lente de aumento no que é ruim.

Tão logo terminei de reproduzir o vídeo, fiquei estarrecida. Em primeiro lugar, porque a amiga que me enviou a mensagem não sabia que eu estava com câncer. Em segundo, porque a Monja Coen desconstruía, em seu discurso, justamente o tal posicionamento bélico que eu havia decidido assumir contra o câncer, mostrando por A + B que aquele não era o caminho. Em terceiro, porque o simbolismo de ter recebido aquela mensagem dentro de uma agência dos Correios, um lugar onde despachamos e recebemos cartas, era forte demais.

Tomada por aquela sensação de eureca típica de toda grande descoberta, comecei a olhar as pessoas ao redor e a pensar: *Será que alguma delas também está passando por um câncer? Provavelmente sim.*

Bom, se essa mulher aqui, mãe de família e que faz uma lasanha maravilhosa no almoço de domingo, pode ter acabado de descobrir um câncer no estômago, por que eu não posso estar com câncer de mama? Se aquela senhora ali, professora de educação infantil e que já transformou centenas de vidas, pode estar na terceira sessão de quimio para combater uma leucemia, por que eu não posso estar com câncer de mama? Se aquele homem acolá, comerciante dedicado e que acorda cedo todos os dias para garantir o sustento dos filhos, pode estar tratando um câncer de próstata, por que eu não posso estar com câncer de mama?

Assim como a mãe, a professora e o comerciante, eu sou uma pessoa comum. Não sou melhor do que ninguém só por ser uma pessoa pública. Não sou blindada só porque tenho um emprego na televisão. Não sou à prova de doenças graves só por ter milhões de seguidores nas redes sociais. Não sou extraordinariamente diferente de ninguém a ponto de não poder ter um câncer. Então, por que não eu?

Foi ali, naquele momento, olhando para todas aquelas pessoas anônimas, tão ocupadas com suas vidas quanto eu com a minha, que aconteceu a virada de chave crucial para que eu transformasse aquele "castigo" em uma ferramenta de aprendizado.

Não, eu ainda não havia chegado a nenhuma resposta. Eu não sabia se sobreviveria ou não, se perderia cabelo ou não, se poderia continuar trabalhando na TV ou não. Definitivamente, porém, havia encontrado a pergunta certa. Quando a minha cabeça parou de se martirizar com o "por que eu?" e começou a se perguntar "por que não eu?", saí da posição de vítima e assumi o papel de protagonista da minha história. E, como você vai ver nos próximos capítulos, essa minha postura ativa e colaborativa foi fundamental para que eu alcançasse a cura.

Assim como uma depressão, uma grande perda ou uma privação, um câncer jamais será algo bom. No entanto, talvez, ao contrário de uma maldição, ele seja uma oportunidade de aprendizado. Em vez de um algoz, um professor. Em vez de um inimigo de guerra poderoso, um visitante indesejado e inconveniente. Em vez de um oponente gigantesco, um tumor do tamanho que ele realmente tem: pequeno.

Um punhado de células que cresce de modo desordenado não pode ser encarado como um monstro intransponível. Tampouco como algo que nos pertence. Por isso, a partir daquele momento de epifania, quando encontrei a pergunta certa, comecei a me policiar para não mais falar "o meu tumor". Ele nunca foi meu. Nunca me pertenceu. E eu nunca pertenci a ele. Ele apareceu sem pedir licença, e decidi retirá-lo sem pedir licença, da forma mais objetiva possível, assim que a porta se abrisse.

E eu ia fazer de tudo para que ela se escancarasse depressa.

capítulo 3
conto ou não conto?

O comunicador luta contra a verborragia. Transforma numa reportagem de cinco minutos a história de uma vida inteira. Resume o acontecimento mais complexo das últimas décadas em um comentário afiado de trinta segundos. Tem um vocabulário extenso para gastar, mas não tem tempo a perder.

"Escrever é cortar palavras", já dizia Carlos Drummond de Andrade. E eu, como comunicadora nata e jornalista de profissão, sempre me vi envolta nessa difícil tarefa. Falar a ponto de preencher o intervalo de tempo entre um entrevistado e outro, mas sem estourar o bloco do programa. Contar a minha história da forma mais atrativa possível, porém sem extrapolar os 2 mil caracteres de uma legenda de Instagram. Em resumo, me conter para contar não mais do que o necessário.

Por isso é que escrever este livro tem sido um deleite: aqui eu posso falar sem temer tempo e espaço. Ainda mais agora, depois de cinco anos de tratamento, contemplando cirurgia, quimioterapia, radioterapia e bloqueio hormonal, em que já estou oficialmente curada e tenho um distanciamento de meia década daquele período terrível.

No entanto, falar sobre o câncer nem sempre foi tão simples assim. Muito pelo contrário: durante um bom tempo, foi um martírio. Todo o sofrimento vinha à tona sempre que eu pronunciava a palavra "câncer". Cada enjoo, cada dor no corpo, cada dia pós-quimioterapia em que eu me prostrava no sofá, inábil para gastar uma caloria com qualquer coisa que não fosse a minha recuperação. Cada abraço que eu não consegui dar na minha filha. Cada beijo que eu não pude dar no meu marido.

Tudo isso me dói até hoje, em algum lugar que eu ainda não sei bem dizer qual é. Agora, porém, sei que revisitar a minha dor faz parte da minha cura. Mais do que isso: tenho consciência de que, se quiser servir como instrumento de cura para outras pessoas, preciso contar a minha história sem romantizá-la.

Engana-se quem pensa que se curar de um câncer ou de qualquer outra doença é um processo meramente químico. Os remédios e o tratamento prescritos pelos médicos são fundamentais e devem ser seguidos à risca. No entanto, há muitas outras coisas que influenciam a cura. A primeira delas, sem dúvida, é aceitar a condição – algo que eu consegui depois de alguma relutância, como contei no capítulo anterior.

Era chegada, então, a hora de enfrentar a segunda etapa do caminho alternativo de cura: admitir que eu estava doente para as pessoas que me querem bem. Receber amor e atenção, especialmente em períodos tão difíceis como o de enfrentamento de um câncer, também é terapêutico. E eu não podia nem queria abrir mão de carinho.

Àquela altura do campeonato, os únicos que sabiam da minha doença eram o Boninho e a minha mãe. Então, duas semanas depois da cirurgia em São Paulo e às vésperas de começar o tratamento quimioterápico, decidi contar também para a minha filha, à época com 11 anos. Não é segredo para ninguém que as experiências que vivemos na pré-adolescência moldam a nossa personalidade. Por isso, eu precisava tomar cuidado com a maneira como transmitiria aquela notícia ruim para a Isabella. Ainda mais porque, pouco tempo antes de eu descobrir que estava doente, ela acompanhara a mãe de uma amiga enfrentar um câncer devastador e, infelizmente, sem final feliz.

A alternativa que encontrei foi usar uma abordagem otimista, lúdica e bem-humorada.

— Sabe, Bella, a mamãe teve um câncer. Mas ela já está curada.

Isabella arregalou os olhos em sinal de surpresa.

— Pois é. Aquele cisto que a mamãe tinha na mama era, na verdade, um câncer. Mas, nessa viagem que eu acabei de fazer a São Paulo, os médicos já removeram tudo. Só por garantia, a mamãe vai ter que tomar alguns remédios fortes e fazer um tratamento durante os próximos meses. Mas já deu tudo certo — contei, segurando as mãozinhas dela.

— Mas, mãe, por que você teve um câncer? — Crianças e a curiosidade tão típica da idade.

— Iiiih, se eu te contar, você nem acredita. Deus enviou para a Terra um anjo com uma missão. Ele empunhava um arco para disparar uma flecha com essa doença que estava destinada para outra pessoa, e não pra mim. Mas, na hora de soltar a flecha, ele espirrou. Atchim! Errou a mira e pegou na mamãe... — Eu inventei e dramatizei, usando toda a habilidade que desenvolvi nos meus anos como atriz.

— Ele espirrou, mãe?! — Isabella me perguntou, um tanto quanto incrédula.

— Espirrou. Anjos também ficam gripados. *Aaaatchim!* — Mimetizei, mais uma vez, o anjo espirrando e errando a mira da flecha.

Ela caiu na gargalhada. E eu concluí a história dizendo que, quando o anjo percebeu o erro que havia cometido, avisou imediatamente a Deus, que providenciou a minha cura.

Me senti aliviada. A conversa mais difícil sobre a doença, imaginava eu, tinha sido concluída com sucesso. Agora, era só contar para o meu pai e para os meus irmãos, tios e sobrinhos. E também planejar como eu me comunicaria com o meu público nessa fase tão delicada da minha vida. No entanto, eu tinha tempo para pensar e conduzir essa comunicação da melhor maneira possível. Então, não me afobei.

Até que, no final de maio de 2018, meu planejamento foi interceptado por uma mensagem desagradável na DM do Instagram. Era um jornalista dizendo que tinha recebido de uma fonte anônima a informação de que eu estava com câncer. Ele queria a minha confirmação para, então, tornar o assunto público.

Foi uma bomba. Não era o que eu havia planejado. Eu não me sentia pronta para falar sobre o câncer. Mais do que isso: eu não estava disposta a abrir mão da imagem de mulher forte e determinada que eu tinha construído em 25 anos de carreira. Na minha cabeça, ao assumir que tratava um câncer, eu automaticamente seria lida como alguém frágil. Uma coitada. Um vaso de cristal prestes a se espatifar em mil pedacinhos no chão. O meu maior medo era que as pessoas me colocassem num lugar de piedade que eu nunca quis ocupar.

Chorei, quase me desesperei. A sorte foi ter mais uma vez o Boninho do meu lado, me apoiando como sempre fez. Conversei com ele, que me disse que eu deveria contar. Que eu iria receber uma onda de amor muito grande. Ainda insegura e tomada por um turbilhão de pensamentos ruins, fui buscar uma segunda opinião, a da minha grande amiga e empresária Mariana Nogueira. Ela também me encorajou a contar. E, com o apoio de duas pessoas em quem eu confiava, tomei a decisão de gravar um vídeo revelando tudo. Era uma maneira de assumir o protagonismo da minha história e de traçar um limite importante: eu seria a minha porta-voz e a primeira fonte de informação sobre qualquer assunto que envolvesse o câncer que eu estava tratando.

Liguei a câmera, e a voz embargava. Eu gaguejava, chorava. Me emocionava e acabava passando dos sessenta segundos – a duração ideal para um vídeo de Instagram. Foram umas dez tentativas, sem exagero, até conseguir gravar o vídeo que foi publicado ao meio-dia de 27 de maio de 2018, em que eu contava que havia sido diagnosticada com câncer de mama, que já tinha feito a cirurgia de remoção do tumor e que me submeteria ao tratamento pós-cirúrgico com químio e radioterapia.

Foram mais de 300 mil curtidas e mais de 30 mil comentários em questão de poucas horas. Para a minha surpresa, nenhuma dessas mensagens continha julgamentos ou deduzia que eu era fraca. Ao contrário. Eram dezenas de milhares de comentários me desejando a cura. Elogiando a minha coragem de abrir o jogo. Revelando uma admiração que eu não sabia que as pessoas nutriam por mim.

Um tsunami de amor ultrapassou a tela, invadiu a minha casa e inundou o meu coração. Ao jornalista que me compeliu a contar sobre o câncer de uma hora para outra, meu muito obrigada. Por mais irônico que possa parecer, ter sido colocada contra a parede foi o que me possibilitou ser mais verdadeira comigo mesma e com o meu público.

Desde que comecei a compartilhar postagens frequentes sobre a minha experiência com o câncer de mama, me tornei um ponto de apoio para pacientes oncológicos e para acompanhantes desses pacientes. São incontáveis as mensagens que recebo daqueles que dizem se inspirar na minha jornada ou buscar forças no meu Instagram quando tudo parece perdido.

Hoje, me sinto honrada de poder tocar as pessoas com a minha história. De iluminar esse caminho tão difícil e ingrato que é o do paciente oncológico. Porque o câncer é uma doença desconcertante no sentido mais pleno da palavra. Ele desconcerta o nosso organismo, os nossos pensamentos, os nossos sentidos, a nossa rotina, as nossas relações.

No entanto, nem sempre encarei essa missão com felicidade. Ao falar sobre câncer, eu me tornei um canal para que muitos também pudessem me contar suas histórias. E eu passei a ouvir mais sobre câncer. A ler mensagens de mulheres que havia seis meses, um ano, esperavam na fila do SUS por uma consulta inicial para sabe-se lá quando dar início ao tratamento. De filhas de mulheres que estavam com câncer de mama e assistiam, impotentes, a suas mães aguardando a tão sonhada oportunidade de fazer uma cirurgia de remoção do tumor ou uma sessão de quimioterapia. **Mas quem tem câncer tem pressa de se curar.**

Eu perdi as contas de quantas vezes chorei no banho. Inicialmente, por causa de mim mesma. Do meu cabelo que caía em tufos todas as vezes que eu o lavava. Da fraqueza e da falta de ar que eu sentia ao subir um simples lance de escada. De como o meu paladar não era mais o mesmo em razão do envenenamento controlado que é a quimioterapia. No entanto, eu sabia que assumir a postura de vítima, de alguém que estava prestes a ser derrotada, era a pior coisa que eu poderia fazer naquele momento.

Então, me lembrei de uma frase que uma professora da faculdade certa vez me disse: **nada resiste a um esforço inteligente.** Passei a canalizar para o próximo o incômodo que eu sentia com o tratamento e as lágrimas que eu chorava por mim mesma. Por mais que estivesse passando por um momento extremamente delicado, eu ocupava um lugar de privilégio.

Eu estava me tratando com ótimos profissionais de saúde, no Hospital Israelita Albert Einstein, o melhor da América Latina segundo o ranking The World's Best Hospitals, publicado pela revista norte-americana *Newsweek* em parceria com a empresa de dados Statista Inc.[11] Tinha o apoio incondicional da minha família, em especial do meu marido, num país em que 70% das mulheres com câncer de mama são abandonadas por seus parceiros, de acordo com a Sociedade Brasileira de Mastologia. Eu tinha recursos financeiros suficientes para recorrer a métodos que aliviassem os efeitos colaterais do tratamento, como a touca inglesa, um capacete crioterápico que resfria o couro cabeludo para diminuir a queda capilar provocada pela quimioterapia.

Só que essa, definitivamente, não era a realidade da maior parte das pessoas que compartilhavam comigo suas histórias de enfrentamento do câncer. Então, era por elas que eu deveria chorar. No fundo, era por elas que eu chorava. A chance de cura de um câncer de mama descoberto em estágio inicial é de 95%.[12] Em estágio intermediário, varia de 56% a 77%. E, em estágio

---

[11] PELO quarto ano consecutivo, Einstein é eleito o melhor hospital da América Latina pela *Newsweek*. **Saúde Business**, 6 mar. 2023. Disponível em: https://www.saudebusiness.com/hospitais/pelo-quarto-ano-consecutivo-einstein-e-eleito-o-melhor-hospital-da-america-latina-pela. Acesso em: 2 jul. 2023.

[12] CAPOMACCIO, Sandra. Câncer de mama tem 95% de chance de cura quando diagnosticado em fase inicial. **Jornal da USP**, 16 nov. 2021. Disponível em: https://jornal.usp.br/atualidades/cancer-de-mama-tem-95-de-chances-de-cura-quando-diagnosticado-em-fase-inicial/. Acesso em: 14 ago. 2023.

avançado, a taxa cai para 40%.[13] Como ficar confortável sabendo que a mulher que descobre um tumor – seja ele pequeno, seja grande – precisa esperar mais de seis meses para começar um tratamento, tempo mais do que suficiente para que a doença avance e chegue a um grau que dificulta drasticamente a cura?

Eu precisava fazer alguma coisa por essa mulher, porque, por mim, tudo de melhor já estava sendo feito. Eu tinha dinheiro e influência para ajudá-la, mas qual seria o canal? Foi então que uma amiga querida me mandou uma mensagem contando que uma grande amiga dela que trabalhava no mercado financeiro e tivera câncer de mama duas vezes havia ficado muito emocionada com a minha história e queria me fazer um convite para conhecer um projeto que ela acabara de tirar do papel.

Poucos minutos depois, a Anna Gabriella Chagas Antici, amiga da minha amiga, que hoje também se tornou uma grande parceira de causa e de vida, me ligou e me falou que estava fundando o Instituto Protea, uma organização não governamental que custeia cirurgias, exames, consultas, radioterapia e quimioterapia para mulheres de baixa renda que estejam enfrentando o câncer de mama.

A ideia de fundar a ONG veio porque Gabi tomou conhecimento da história de uma mulher de 40 anos recém-diagnosticada com câncer de mama que precisaria esperar seis meses para fazer a retirada do tumor. Isso a

---

[13] DIAGNÓSTICO tardio de câncer de mama é maior entre as mulheres mais jovens. **Gazeta do Povo**, 19 out. 2015. Disponível em: https://www.gazetadopovo.com.br/vida-e-cidadania/diagnostico-tardio-de-cancer-de-mama-e-maior-entre-as-mulheres-mais-jovens-a8jrxyj2zn7ruejfb5wouoqg0/?ref=aba-ultimas. Acesso em: 14 ago. 2021.

fez refletir sobre como a desigualdade social é cruel com as pacientes oncológicas que não têm boas condições financeiras. Assim como eu, Gabi também teve acesso ao melhor tratamento possível e alcançou a cura duas vezes, mas será que aquela moça teria a mesma sorte?

Numa conversa rápida, Gabi me contou sua história e seu propósito e me convidou para ser embaixadora e conselheira do Instituto Protea. Em menos de dois minutos de conversa, antes mesmo de conhecer todos os detalhes, eu já estava mais do que convencida. Aquele era o meu desejo, se conectava com o meu propósito e era também a necessidade de milhares de mulheres brasileiras.

Desde então, nunca mais largamos as mãos uma da outra. Eu cedo o meu alcance e a minha influência ao projeto, fazendo campanhas cuja visibilidade e cujo cachê são revertidos integralmente para o Instituto. E ela, que é uma mulher incansável e cheia de iniciativa, cria metas ambiciosas, concretiza parcerias e lidera uma equipe de pessoas, majoritariamente mulheres, engajadas com a causa. É um casamento perfeito.

Os atendimentos às pacientes de baixa renda por intermédio do Instituto Protea começaram em 2018 no Hospital Santa Marcelina, em São Paulo.[14] Em 2023, chegamos também a Salvador, no Hospital Aristides Maltez.[15]

---

14 RELATÓRIO de atividades Instituto Protea 2019. Disponível em: https://www.protea.org.br/wp-content/uploads/2022/09/RelatoriodeAtividesInstitutoProtea2019.pdf. Acesso em: 3 jul. 2023.
15 CÂNCER de mama: Hospital Aristides Maltez e Instituto Protea realizam mutirão neste sábado (27). **Hospital Aristides Maltez,** 23 maio 2023. Disponível em: https://www.aristidesmaltez.org.br/cancer-de-mama-hospital-aristides-maltez-e-instituto-protea-realizam-mutirao-neste-sabado-27/. Acesso em: 3 jul. 2023.

E a nossa pretensão é que o Protea seja o Médicos Sem Fronteiras do câncer de mama no Brasil – ou seja, uma instituição que é referência e que tem grande penetração no território, alcançando mulheres necessitadas em todo o país.

Nesses cinco anos de atuação, já foram 1.372 mulheres beneficiadas com tratamento, 4.002 mulheres beneficiadas com consultas de triagem e 28.544 consultas e exames realizados pela equipe de mastologia – sendo 204 mamotomias, um tipo de biópsia feita em ambulatório, guiada por ultrassonografia, mamografia ou ressonância magnética, e que reduz em trinta dias a fila da cirurgia. São impactos significativos na vida de milhares de mulheres que talvez sejam mães, tias e irmãs, mas que certamente são filhas e que hoje podem celebrar com os seus o acesso a um tratamento completo e gratuito, com bons profissionais e tecnologia avançada.

Costumo dizer que o Protea entrou na minha vida na hora certa: no começo do meu tratamento. Assim, eu pude ficar em paz, tendo a certeza de que, por meio do meu trabalho, outros milhares de mulheres também estavam recebendo um tratamento ágil, humano e digno nesse período tão complexo e desagradável que é o da quimioterapia e da radioterapia. Ajudar na cura dessas mulheres foi um verdadeiro remédio para mim, porque me deu uma vontade ainda maior de sobreviver ao câncer para poder continuar trabalhando e impactando pessoas positivamente.

Foi uma das primeiras vezes na vida em que me senti conectada ao meu propósito. Antes do câncer, eu era objetiva ao extremo e cheia de metas. Sabia exatamente o que queria, porém não o porquê. Depois do câncer, me tornei alguém com propósito, que sabe o que quer, mas que também sabe por que quer.

O que eu queria? Vencer o câncer. Aniquilar aquelas células malignas do meu corpo.

No entanto, por que eu queria vencer o câncer? Para ver a minha filha crescer. Para conhecer os meus netos e, quem sabe, bisnetos. Para envelhecer ao lado do meu marido. E para ajudar as pessoas. Tocar milhões de vidas por intermédio do Instituto Protea, das minhas redes sociais ou deste livro.

Ter clareza do meu propósito, sem dúvida, foi um fator determinante para a minha cura. Viver sem propósito é como navegar sem leme. A gente até chega a algum lugar, mas não necessariamente ao lugar aonde quer chegar. Mais do que isso: a gente fica tão apreensivo com a chegada que nem sequer aproveita a vista. O horizonte lindo que se desenha no infinito. O sol que brilha no céu e ilumina a profundeza das águas. Os golfinhos que eventualmente brincam ao lado do barco. O silêncio tão característico do alto-mar. O vento que refresca a pele aquecida pelo sol. São tantas as belezas do caminho, e é tão triste não as perceber...

Porque a felicidade está nisso. No simples. Em viver um dia de cada vez, sabendo que cada momento é único.

É nessas horas que tenho a convicção de que o câncer, por mais cruel que tenha sido, salvou a minha vida.

A Ana não morreu de câncer. No entanto, a Ana ansiosa, que só queria chegar ao destino sem apreciar a jornada, que não sabia fazer boas escolhas, que se punia severamente por cada fracasso, que não comemorava cada vitória como deveria, que dizia o tempo todo "sim" para os outros e "não" para si mesma – essa, sim, morreu. E outra, bem mais consciente, equilibrada, generosa e empática consigo mesma e com o próximo, nasceu.

O câncer, assim como qualquer situação que evoca a finitude, nos coloca diante de um dilema: viver ou morrer? A minha resposta sempre foi viver. Isso eu nem precisei me perguntar duas vezes. No entanto, tive que chegar à resposta para um questionamento muito mais complexo e urgente: como eu quero viver o tempo que me resta?

Até então, eu só tinha objetivos. Um atrás do outro. Um engolindo o outro. Me formar em Jornalismo, apresentar um programa de TV, aprender inglês para fazer matérias internacionais, juntar dinheiro para grandes viagens. No entanto, por que eu queria tudo isso?

Desejar por desejar nos coloca num lugar egoísta. Num vazio terrível do qual só é possível escapar se tivermos em mente o nosso propósito. É ele, e só ele, que vai nos tirar das berlindas mais difíceis da vida. Que vai nos guiar a tomar decisões que façam sentido e que, em vez de nos fazer morrer aos poucos, nos façam viver no sentido mais pleno da palavra.

Encontrar o propósito das coisas não é fácil. Tanto é que eu precisei estar na iminência de morrer para encontrar o meu. No entanto, há atalhos que podem ajudar. Um deles, poderosíssimo, é escrever. Psicólogos reconhecem a escrita como uma ferramenta terapêutica, porque, ao transformar sentimentos em palavras no papel, somos capazes de elaborar melhor as nossas questões e de enxergá-las sob uma nova ótica,[16] como se usássemos as lentes adequadas para a nossa miopia. Por isso, eu sugiro um exercício. Pegue papel e caneta e escreva por que você quer o que quer da maneira mais específica possível.

Ok, você quer viver. Mas por que você quer viver? Para deixar um legado? Que legado seria esse? Para acompanhar os seus filhos crescendo? O que isso despertaria em você? Para viajar mais? O que essas viagens acrescentariam à sua vivência e à sua maneira de encarar as coisas? Não há dúvida que resista ao poder da palavra escrita.

---

16 BENETTI, Idonézia; OLIVEIRA, Walter. O poder terapêutico da escrita: quando o silêncio fala alto. **Cadernos Brasileiros de Saúde Mental**, Florianópolis, v. 8, n. 19, p. 67-76, out. 2016. Disponível em: https://www.researchgate.net/profile/Idonezia-Collodel-Benetti/publication/309668792_O_poder_terapeutico_da_escrita_quando_o_silencio_fala_alto/links/581d147c08ae40da2cab4642/O-poder-terapeutico-da-escrita-quando-o-silencio-fala-alto.pdf. Acesso em: 20 jul. 2023.

capítulo 4
mitos e verdades sobre o câncer

Toda cura é um processo, e todo processo conta com muitas variáveis. Do meu processo, fizeram parte os remédios e a equipe de saúde, é claro, mas também a intuição, a fé, a rede de apoio, a vulnerabilidade, a transformação, a coragem, o amor e a palavra. A partir do momento em que falei publicamente sobre o câncer, a cura não se tornou mais fácil, e sim mais viável. Porque, além de ter me tirado o peso de esconder uma doença que traz diversas implicações físicas e psicológicas, passei a trocar experiências e a ouvir e contar histórias sobre o câncer de mama.

Eu me tornei, com muito orgulho, porta-voz da causa. Me coloquei à disposição dela e, desde então, fiz diversas lives no Instagram com o oncologista responsável pelo meu tratamento, o doutor Fernando Maluf.[17] Ele, juntamente com os demais profissionais de saúde que me acompanharam, foi a minha principal fonte confiável sobre essa doença ainda tão envolta em preconceitos, estereótipos e desinformação.

Não tenho, com este livro, nenhuma pretensão de trazer a solução para o seu caso. Apenas espero inspirar

---
17 Um agradecimento especial ao doutor Fernando Maluf, cuja entrevista proporcionou os conhecimentos necessários para a escrita deste capítulo.

outras pessoas a encararem momentos difíceis de maneiras mais sustentáveis e usar o meu alcance para disseminar informações confiáveis. Por isso, resolvi escrever este capítulo com base nas conversas que tive com o doutor Maluf, a quem entreguei a minha cura. As próximas páginas são baseadas em informações técnicas gentilmente explicadas por um médico com mais de 20 anos de experiência clínica, diretor do Serviço de Oncologia Clínica do Hospital Beneficência Portuguesa Mirante e fundador do Instituto Vencer o Câncer, Organização da Sociedade Civil de Interesse Público (OSCIP) cujo principal objetivo é informar a população sobre os fatores de risco, prevenção, diagnóstico e tratamento do câncer.

Provavelmente você não enxerga semelhanças entre o câncer e um caranguejo, animalzinho inofensivo que habita ambientes terrestres e aquáticos doces e salgados. No entanto, o médico grego Hipócrates, que viveu entre os anos 400 e 300 a.C. e que originou o famoso juramento que todo médico precisa fazer antes de dar início ao exercício da profissão,[18] enxergou. Foi por isso que nomeou essa doença tão terrível de *karkinos*, vocábulo de origem latina até então usado apenas para se referir ao artrópode. Para Hipócrates, a forma como os

---

18 FRAZÃO, Dilva. Hipócrates, médico grego. **Ebiografia**, 23 jul. 2019. Disponível em: https://www.ebiografia.com/hipocrates/. Acesso em: 2 jul. 2023.

vasos sanguíneos se organizam ao redor de um tumor era semelhante ao rastro das patas de um caranguejo na areia.[19]

Chega a ser curioso que essa palavra tão temida – e que hoje, para muitas pessoas, significa morte, sofrimento, angústia, punição, carma ruim e perda – tenha se originado com base em uma associação meramente figurativa. Ter câncer é ruim, isso é indiscutível, mas não é a sentença do fim. Há mitos que precisam ser quebrados – e verdades que precisam ser confirmadas. Então, vamos colocar as cartas na mesa e discutir, com cuidado, afirmações verdadeiras e falsas sobre a doença.

1. Todo câncer é hereditário: MITO

Hereditariedade é um mecanismo biológico por meio do qual características de um ser vivo são transmitidas de uma geração para a seguinte, com base nas informações genéticas guardadas em um composto orgânico presente no núcleo das células, o DNA.[20]

Diversas características físicas dos seres humanos são hereditárias: a cor dos nossos olhos e cabelos, ser canhoto ou destro e o nosso tipo sanguíneo, por exemplo. Há estudos recentes que apontam que parte das

---

19 CÂNCER, uma biografia. Disponível em: https://www.inca.gov.br/sites/ufu.sti.inca.local/files/media/document/publicacoes-rede-cancer-17.pdf. Acesso em: 20 jul. 2023.
20 DNA: saiba as suas principais características e funções. **Nilo Frantz – Medicina Reprodutiva**, 29 jul. 2020. Disponível em: https://www.nilofrantz.com.br/dna-caracteristicas-e-funcoes/. Acesso em: 2 jul. 2023.

nossas características de personalidade – como o nível de extroversão e de agressividade – também é hereditária.[21]

A outra parte das características que nos compõem está relacionada a fatores alheios à nossa genética, como o estilo de vida, o ambiente em que vivemos e as experiências que vamos acumulando ao longo dos anos.

O câncer, por incrível que pareça, tem muito mais influência de fatores externos do que de fatores genéticos. Estima-se que apenas 10% dos tumores sejam hereditários e que 90% deles tenham origem em outras causas,[22] como obesidade, dietas ricas em gorduras, açúcares e alimentos industrializados, sedentarismo, tabagismo, etilismo ou mesmo razões desconhecidas.

Portanto, é errado afirmar que, se seu pai ou sua mãe tiveram um câncer, você também vai ter – embora seja crucial fazer um acompanhamento mais criterioso caso o câncer seja uma doença de alta incidência na sua família.

2. O autoexame substitui a realização de exames clínicos: MITO

Cada ser humano é um universo em miniatura, já dizia a sabedoria popular. Temos particularidades, físicas e psicológicas, que fazem de nós seres únicos. Por isso,

---

21 ZWIR, Igor *et al*. Uncovering the complex genetics of human character. **Molecular Psychiatry**, 25, 2295-2312, 2020. Disponível em: https://www.nature.com/articles/s41380-018-0263-6. Acesso em: 2 jul. 2023.
22 CASOS de câncer na família não significa hereditariedade a doença. **Hospital Anchieta**, s.d. Disponível em: https://www.hospitalanchieta.com.br/casos-de-cancer-na-familia-nao-significam-hereditariedade-da-doenca/. Acesso em: 2 jul. 2023.

conhecer tanto a nossa mente quanto o nosso corpo é fundamental para que possamos viver da maneira mais plena possível.

O autoexame das mamas é um exercício de autoconhecimento. Se criarmos o hábito de palpar os nossos seios mensalmente, conseguiremos perceber com mais facilidade quando alguma coisa quebrar o nosso padrão de normalidade. No entanto, o autoexame não substitui os exames clínicos. Ele é apenas um complemento.

Estudos comparando cânceres de mama em mulheres que fizeram o autoexame com cânceres de mama em mulheres que não fizeram o autoexame chegaram à conclusão de que o autoexame por si só não tem qualquer influência na diminuição da mortalidade.[23] Isso porque costuma ser muito difícil identificar tumores pequenos e recém-formados por meio do toque. E todo câncer é tratável de modo mais fácil quando diagnosticado precocemente – o que significa que confiar apenas no autoexame é abrir mão de altas chances de cura.

Portanto, o protocolo mais adequado para prevenir e diagnosticar o câncer de mama é fazer mamografia e ultrassom todos os anos, a partir dos 40 anos.

3. Todo tumor é câncer: MITO

Assim como "câncer", a palavra "tumor" também traz consigo um panorama bastante desesperador – afinal,

---

23 CÂNCER de mama. FCECON. Disponível em: http://www.fcecon.am.gov.br/cancer/cancer-de-mama/. Acesso em: 20 jul. 2023.

a maioria dos tipos de câncer se manifesta por meio de um tumor. É importante, contudo, deixar claro que esses dois termos não são sinônimos.

Há tumores benignos e malignos, e apenas o segundo caso configura câncer. Tumor benigno é um aglomerado de células que proliferam em excesso e empurram os tecidos ao redor, mas não se infiltram na corrente sanguínea nem nos vasos linfáticos e, por isso, não têm o poder de causar metástase. Já o maligno é o contrário: além de se reproduzirem desordenadamente, as células malignas podem entrar no sistema linfático ou sanguíneo e provocar metástase – ou seja, se instalar em outros órgãos do corpo, para além do órgão originário.[24]

Quando há metástase de um câncer de mama, as células malignas da mama circulam pelo corpo e se fixam em outro órgão, como o fígado. Nesse caso, a pessoa não tem câncer de mama e de fígado. O que ela tem é um câncer metastático de mama, com um tumor no fígado composto de células mamárias malignas.

4. O consumo de álcool e tabaco aumenta os riscos de desenvolver câncer: VERDADE

Álcool e tabaco são drogas lícitas – ou seja, produzidas e comercializadas livremente e aceitas na sociedade.

---

24 PONTES, Lucíola de Barros. Qual é a diferença entre o tumor benigno e o maligno? **Vida Saudável, o blog do Einstein**, 12 dez. 2019. Disponível em: https://vidasaudavel.einstein.br/cancer-benigno-e-maligno/. Acesso em: 2 jul. 2023.

O que não significa que não sejam danosas. Além de vários prejuízos físicos e psicológicos que essas substâncias podem provocar, ambas estão relacionadas ao aumento da incidência de diversos tipos de câncer na população.[25]

Segundo o Instituto Nacional de Câncer (INCA), não existe um limite seguro para a ingestão de álcool, e há pelo menos oito tipos de câncer relacionados ao etilismo: boca, faringe, laringe, esôfago, estômago, fígado, intestino e, inclusive, mama. A estimativa é que, em 2030, pelo menos R$ 3 bilhões dos gastos públicos com o tratamento de cânceres no Brasil sejam atribuídos exclusivamente ao consumo de bebidas alcoólicas.[26]

Quando o assunto é tabagismo, os dados são tão alarmantes quanto. A Organização Mundial da Saúde (OMS) aponta que o hábito de fumar contribui para o desenvolvimento dos seguintes tipos de câncer: leucemia mieloide aguda, câncer de bexiga, câncer de pâncreas, câncer de fígado, câncer do colo do útero, câncer de esôfago, câncer de rim e ureter, câncer de laringe, câncer na cavidade oral, câncer de faringe, câncer de estômago, câncer de cólon e reto e câncer de traqueia, brônquios e pulmão. No Brasil, mais de 50 mil mortes anuais

---

25 DIAS, Rosângela. Tabagismo e álcool são principais causas de câncer de cabeça e pescoço. **Prefeitura da Cidade de São Paulo,** 26 jul. 2021. Disponível em: https://www.prefeitura.sp.gov.br/cidade/secretarias/saude/hospital_do_servidor_publico_municipal/noticias/?p=315616. Acesso em: 2 jul. 2023.

26 CÂNCER, dá para prevenir? **Instituto Nacional de Câncer (INCA),** s.d. Disponível em: https://www.inca.gov.br/campanhas/prevencao/2022/cancer-da-para-prevenir#tab-0-1. Acesso em: 2 jul. 2023.

por câncer estão diretamente ligadas ao tabagismo, de acordo com o INCA.[27]

Portanto, todo cuidado é pouco na hora de consumir essas substâncias.

5. Pessoas que praticam atividade física e se alimentam bem não precisam se preocupar com o câncer: MITO

É verdade que a prática regular de atividade física pode reduzir de 25% a 30% o risco de uma pessoa ter câncer.[28] É verdade também que a alimentação adequada pode diminuir de 30% a 35% as chances de desenvolver um tumor maligno, principalmente os de trato digestivo, de mama ou geniturinários (que fazem parte do aparelho genital ou urinário).

Independentemente disso, pessoas ativas e que se alimentam bem devem se preocupar com o câncer. Afinal, ainda há muitos tumores ocasionados por outros fatores, como genética, etilismo e tabagismo, e também atribuídos a causas desconhecidas.

Eu mesma sou um exemplo disso. Como já contei neste livro, sempre cuidei da minha alimentação, pratiquei atividade física, consumi álcool com muita moderação,

---

27 TABAGISMO. **Instituto Nacional de Câncer (INCA)**, 6 jun. 2022. Disponível em: https://www.gov.br/inca/pt-br/assuntos/causas-e-prevencao-do-cancer/tabagismo. Acesso em: 2 jul. 2023.
28 ATIVIDADE física regular reduz o risco de câncer. **Veja**, 17 maio 2016. Disponível em: https://veja.abril.com.br/saude/atividade-fisica-regular-reduz-o-risco-de-cancer. Acesso em: 2 jul. 2023.

nunca fumei e não tenho outros casos de câncer de mama na família. Ainda assim, desenvolvi a doença – o que aponta para a necessidade de estarmos sempre atentos à nossa saúde, indo regularmente ao médico e fazendo exames preventivos.

6. O câncer de mama sempre se manifesta por meio de um caroço que pode ser sentido com o toque: MITO

Apesar de esse ser o sintoma mais comum – segundo o INCA, nódulos fixos e indolores nos seios são a principal manifestação do câncer de mama –, não é correto afirmar que ele está presente em todos os casos da doença.[29] Em algumas mulheres, por exemplo, não se percebe o nódulo, mas sim uma alteração avermelhada na cor da pele da mama, a retração do mamilo ou uma secreção sanguinolenta.

Em outras, não há qualquer manifestação clínica. Esse é o cenário ideal, porque isso significa que a doença está numa fase bastante precoce, detectável apenas por exames de imagem, e que as chances de cura são muito grandes.[30]

Já nos casos intermediários, em que a axila está comprometida, é possível que a mulher sinta desconforto e inchaço na região. E nos casos avançados, por sua vez,

---

29 INSTITUTO Nacional de Câncer (INCA). **Câncer de mama**: vamos falar sobre isso? 7. ed. Rio de Janeiro: INCA, 2022. Disponível em: https://www.inca.gov.br/sites/ufu.sti.inca.local/files/media/document/cartil1.pdf. Acesso em: 2 jul. 2023.
30 SINTOMAS e diagnóstico precoce do câncer de mama. **Femama**, 17 out. 2017. Disponível em: https://femama.org.br/site/blog-da-femama/sintomas-e-diagnostico-precoce-do-cancer-de-mama/. Acesso em: 20 jul. 2023.

são registrados sintomas como falta de ar e tosse, indicando comprometimento do pulmão; dores de cabeça, crises convulsivas e dificuldade de locomoção, o que representa comprometimento do cérebro; e dores nos ossos, caso a doença tenha avançado para os tecidos ósseos.

Portanto, é importante estarmos atentos a todo o nosso corpo e, no menor sinal de anormalidade, procurarmos o atendimento médico.

7. O câncer de mama acomete somente mulheres de meia-idade e acima: MITO

Trata-se de uma doença mais comum em mulheres acima dos 40 anos, porém isso não é regra. O câncer de mama não só pode acometer mulheres mais jovens, a partir dos 20 anos, como também pode se manifestar em homens – embora eles representem apenas 1% do total de pessoas com câncer de mama no Brasil.[31]

O surgimento da doença em mulheres jovens é um fenômeno cuja incidência aumentou consideravelmente nos últimos dez a vinte anos.[32] Não se sabe bem o motivo, mas é provável que tenha relação com hábitos de

---

31 GANDRA, Alana. Homens representam 1% do total de casos de câncer de mama no Brasil. **Agência Brasil**, 8 out. 2019. Disponível em: https://agenciabrasil.ebc.com.br/saude/noticia/2019-10/homens-representam-1-do-total-de-casos-de-cancer-de-mama-no-brasil. Acesso em: 2 jul. 2023.
32 CÂNCER de mama em jovens: casos dobraram nos últimos anos. **Saúde em Dia**, 30 ago. 2020. Disponível em: https://www.saudeemdia.com.br/noticias/casos-de-cancer-de-mama-em-pacientes-jovens-mais-que-duplica.phtml. Acesso em: 2 jul. 2023.

vida nocivos, como dietas inadequadas, sedentarismo, etilismo e tabagismo.

8. Pintas e sinais incomuns devem acender o alerta para o câncer de pele: VERDADE

O câncer de pele é o tipo de câncer mais comum no Brasil, representando 31,3% dos casos registrados anualmente.[33] Por isso, quero deixar aqui um alerta também sobre esse tipo da doença.

É comum ouvirmos que pintas e sinais que cumpram pelo menos um dos requisitos do método ABCDE (**A**ssimétricas, com **B**ordas irregulares, com **C**or preta e manchas em outras tonalidades, com pelo menos 5 milímetros de **D**iâmetro ou com **E**volução repentina e rápida) podem se tornar um câncer de pele. No rigor científico, porém, não é bem isso o que acontece. Essas pintas e sinais não se transformam em câncer: elas já nascem como tal.[34]

Esteja, portanto, de olho na sua pele e proteja-se adequadamente quando for se expor ao sol. O Brasil é um país tropical, com alta incidência solar durante todo o ano – por isso, precisamos ter cuidado redobrado, mesmo com o sol do dia a dia.

---

[33] CÂNCER de pele não melanoma. **Gov.br, Ministério da Saúde. Instituto Nacional de Câncer (INCA)**, 4 jun. 2022. Disponível em: https://www.gov.br/inca/pt-br/assuntos/cancer/tipos/pele-nao-melanoma. Acesso em: 2 jul. 2023.

[34] CÂNCER de pele: método ABCDE pode identificar o problema. **Estadão**, 22 jan. 2020. Disponível em: https://summitsaude.estadao.com.br/desafios-no-brasil/cancer-de-pele-metodo-abcde-pode-identificar-o-problema/. Acesso em: 20 jul. 2023.

9. O câncer tem cura: VERDADE

Qualquer tipo de câncer tem chances de cura expressivas se for identificado ainda em estágio inicial. Vamos usar como exemplo o câncer de mama – porque, além de ter sido a doença que me acometeu, é um tipo de câncer cujo prognóstico pode ser bastante positivo, a depender do estágio de desenvolvimento do tumor.

Se diagnosticado precocemente, ou seja, por meio de exames de imagem, quando ainda não há manifestações físicas, as chances de cura do câncer de mama variam de 90% a 95%. Já nos estágios intermediários, de 56% a 77% das pacientes podem se curar. Quando o quadro é metastático, o prognóstico já é bem mais pessimista – apesar de haver pacientes que se curam, em razão do avanço que vem acontecendo na medicina nos últimos anos.

Por isso, mais uma vez, vale o alerta: preste muita atenção ao seu corpo, faça exames regulares e não ignore nenhum sinal de anormalidade no seu organismo. O corpo fala. Cabe a nós escutá-lo.

10. O paciente pode influenciar significativamente o curso da doença: VERDADE

O próximo capítulo deste livro é dedicado de modo integral a este assunto: como a postura do paciente pode influenciar na cura? Eu percebi, na prática, que havia diversas pequenas coisas que eu poderia fazer se quisesse aliviar o peso de um tratamento oncológico. A principal delas foi ser ativa, em todos os sentidos.

E a opinião do doutor Fernando Maluf só vem para corroborar o meu posicionamento.[35] Tratamentos medicamentosos têm seus efeitos – os centrais e os colaterais. O comportamento do paciente, por sua vez, tem o poder de acentuar os efeitos centrais e minimizar os colaterais.

E qual seria esse "comportamento de ouro"?

Ser disciplinado, seguir o protocolo médico à risca, manter uma dieta adequada, hidratar-se, praticar exercício físico sob orientação, ir a todas as consultas, manter-se otimista, cuidar da mente e compartilhar com o seu médico todas as preocupações e também todos os tratamentos alternativos que você está cogitando fazer.

Alguns deles têm benefícios cientificamente comprovados, mas nenhum tem o poder de curar. Por isso, eles devem ser realizados com cuidado, com recomendação médica e apenas como complementos ao tratamento tradicional, que pode incluir cirurgia de retirada de tumores, quimioterapia, radioterapia e administração de remédios paralelos para tratar eventuais sintomas e desconfortos.

Lembre-se sempre: foi graças à ciência que chegamos até aqui. Que desenvolvemos técnicas para cultivar alimentos – o que nos possibilitou abrir mão de uma vida nômade, fincar raízes e construir civilizações. Que produzimos

---

[35] MALUF, Fernando. O exercício físico e o tratamento dos cânceres mais incidentes no Brasil. **Forbes**, 19 dez. 2022. Disponível em: https://forbes.com.br/forbessaude/2022/12/fernando-maluf-o-exercicio-fisico-e-o-tratamento-dos-canceres-mais-incidentes-no-brasil/. Acesso em: 20 jul. 2023.

vacinas e remédios capazes de curar diversas doenças que, um dia, já dizimaram populações. Que passamos a transformar recursos naturais – como água, combustíveis fósseis e vento – em energia elétrica para iluminar as nossas casas e manter aparelhos de última geração funcionando nos hospitais. Que criamos máquinas e sistemas tão avançados, como o computador que eu estou usando para escrever este livro e o celular que intermediou a comunicação com a minha amiga que me mandou o vídeo da Monja Coen e que me despertou para uma nova maneira de me relacionar com o câncer.

A ciência está em tudo. E é só com o apoio dela que podemos seguir adiante, evoluindo como organismos, indivíduos e sociedade.

capítulo 5
não seja apenas paciente, colabore

Todos nós somos várias versões de nós mesmos. Existe a Ana que você provavelmente já conhece, atriz, apresentadora e jornalista. No entanto, também há a Ana mãe, a Ana esposa, a Ana filha, a Ana irmã. A Ana musical, que pratica canto lírico – hoje em dia, apenas no chuveiro. A Ana atlética, que encara a atividade física como um remédio. A Ana escritora, que está se desenvolvendo mais a cada capítulo deste livro. E também existiu a Ana paciente oncológica.

Nunca gostei muito do vocábulo "paciente" em sua etimologia. Ele deriva do termo *patior*, que, em latim, significa sofrer.[36] E apesar de ser indiscutível que todo paciente sofre, é desumano reduzi-lo a isso. Doença nenhuma define pessoa nenhuma. Este, inclusive, é o caminho mais certeiro para a morte: achar que uma pessoa com câncer só pode falar sobre o câncer; que alguém com depressão só tem lugar de fala no tema depressão; que o assunto de um indivíduo com uma doença autoimune só deve ser o próprio corpo atacando as células saudáveis. Partir desse pressuposto é apagar tudo o que aquela

---

36 MAYUMI, Yasmin. Paciente ou cliente: qual termo é correto usar? Entenda aqui! **Afya iClinic Blog**, 27 set. 2022. Disponível em: https://blog.iclinic.com.br/paciente-ou-cliente/. Acesso em: 20 jul. 2023.

pessoa é. Ninguém é, nunca foi e jamais vai ser sinônimo da doença que o acomete.

A palavra "paciente" traz também outra conotação que me incomoda: a de passividade. De alguém que espera a cura, como se ela fosse cair do céu. Sabemos que nenhum tratamento é assim. Independentemente do quanto uma doença nos desmobilize, sempre estamos na posição de agentes. Tomar remédio é uma ação. Fazer fisioterapia é uma ação. Colocar uma roupa que nos faça sentir bem e sair na rua para pegar um sol e espairecer um pouco a despeito das nossas dores é uma ação. Somos ativos a todo tempo.

Quanto mais ativos formos, melhor. Foi com base nesse racional que eu decidi assumir a postura de colaboradora do meu tratamento. "Colaborador" é uma palavra que também vem do latim. Deriva de *colaborare*, que significa trabalhar junto.[37] E, enquanto os médicos e enfermeiros trabalhavam elaborando estratégias de combate ao câncer que havia invadido o meu corpo e ministrando o meu envenenamento controlado, eu trabalhava fazendo tudo o que estivesse ao meu alcance para me curar rapidamente.

Sou uma pessoa curiosa por natureza. Sempre gostei de saber de tudo, de fazer as perguntas certas e de buscar respostas para elas. Os livros e a internet usada com

---

37 GRAMÁTICA. Disponível em: https://www.gramatica.net.br/etimologia-de-colaborar/. Acesso em: 20 jul. 2023.

sabedoria foram grandes aliados durante o meu tratamento. Passado o desespero inicial do diagnóstico, que me fez jogar o termo "carcinoma" no Google e me angustiar com os resultados que apareceram, eu comecei a triar melhor as minhas fontes de pesquisa. Uma delas foi a equipe médica que me atendeu.

O doutor Fernando Maluf, oncologista que você conheceu anteriormente, e o doutor Silvio Bromberg, mastologista que também me acompanhou durante todo o tratamento, se tornaram meus verdadeiros oráculos. Eu perguntava tudo para eles. Encarava cada consulta como uma oportunidade de conhecer melhor a doença e a minha condição enquanto paciente – ou colaboradora – oncológica.

Cada remédio tem uma missão dentro do nosso corpo. Eu queria saber quais eram elas. Quais os resultados esperados. Como cada substância atuaria no meu organismo. Quais efeitos colaterais eu poderia ter. O que poderia acontecer no melhor – e também no pior – dos cenários.

Com medo de ser encarada como a paciente chata, eu justificava a todo momento, para mim e para os profissionais de saúde, que havia decidido me tornar uma colaboradora. Assim como alguém que decide estudar matemática porque gosta de números, decidi estudar a doença que eu tinha porque eu gosto de mim. E tenho o compromisso de sempre fazer o melhor por mim mesma.

Isso incluiu mudar a minha alimentação. Segundo o Instituto Nacional de Câncer (INCA), a alimentação inadequada é a segunda maior causa de câncer evitável nos países em desenvolvimento, sendo responsável por até 20% dos casos de câncer e por 35% das mortes pela doença nos países em desenvolvimento, como o Brasil.[38]

Eu sempre me alimentei bem. Mas tinha como melhorar. Então, passei a evitar carne vermelha. Não é um consenso entre a comunidade médica, mas há estudos que mostram que a predisposição a desenvolver câncer aumenta entre pessoas que têm o hábito de consumir carne vermelha.[39] O World Cancer Research Fund, associação sem fins lucrativos que pesquisa sobre a prevenção do câncer, recomenda que o consumo máximo por pessoa seja de até 500 gramas semanais.[40]

Também abri mão de leite e laticínios, porque eles me faziam enjoar depois das sessões de químio e radioterapia. Eliminei completamente o açúcar, pois as células cancerígenas se alimentam de glicose, um tipo simples de açúcar. Reduzi o consumo de frituras, já que o óleo e alguns alimentos liberam substâncias potencialmente cancerígenas quando submetidos a temperaturas muito elevadas.[41] Cortei, com muita dor no coração, o café,

---

38 BOA alimentação na rede. **Rede Câncer**, ed. 36, out. 2016. Disponível em: https://www.inca.gov.br/sites/ufu.sti.inca.local/files/media/document/rrc-35-prevencao-boa-alimentacao-na-rede.pdf. Acesso em: 3 jul. 2023.
39 CARNE vermelha... causa câncer. **Superinteressante**, 18 mar. 2011. Disponível em: https://super.abril.com.br/saude/carne-vermelha-causa-cancer/. Acesso em: 2 jul. 2023.
40 EGAN, Sophie. Bacon e outras carnes processadas aumentam o risco de câncer colorretal. **Folha de S.Paulo**, 4 jul. 2022. Disponível em: https://www1.folha.uol.com.br/equilibrio/2022/07/bacon-e-outras-carnes-processadas-aumentam-o-risco-de-cancer-colorretal.shtml. Acesso em: 2 jul. 2023.
41 MARQUES, Anne y Castro; VALENTE, Tessa Bitencourt; ROSA, Cláudia Severo da. Formação de toxinas durante o processamento de alimentos e as possíveis consequências para o organismo humano. **Scielo Brasil**, Revista de Nutrição, v. 22, n. 2, 25 jun. 2009. Disponível em: https://www.scielo.br/j/rn/a/dh8nfxDKTyyLsgSZQTwj7MK. Acesso em: 2 jul. 2023.

bebida que eu tinha o hábito de consumir com frequência e que me trazia a sensação, todas as manhãs, de que meu dia seria maravilhoso. Como a quimioterapia é muito ácida, fui aconselhada pela equipe médica a evitar alimentos igualmente ácidos – tais como álcool, refrigerantes, abacaxi, morango, manteiga e queijos, para além do café – com o intuito de preservar a minha saúde bucal e prevenir episódios de mucosite, uma inflamação da parte interna da boca que se manifesta por meio de aftas.

Continuei praticando exercícios físicos, mas respeitando os limites que a doença me impôs. Embora ainda não existam estudos conclusivos sobre como a atividade física influencia na recuperação do câncer ou nos seus efeitos sobre o sistema imunológico, é sabido que a prática moderada, porém regular, de esportes traz benefícios à saúde e à qualidade de vida da pessoa com câncer.

Havia dias em que eu nem sequer tinha forças para levantar da cama – especialmente naqueles subsequentes às sessões de quimioterapia. Então, eu não lutava contra o meu corpo. Eu o ouvia e o respeitava. Ficava deitada, poupando energia para que o meu organismo se mantivesse o mais concentrado possível no que mais importava naquele momento: absorver o remédio e fazê-lo ter efeito.

Por mais que tivesse acesso ao melhor tratamento e aos artifícios mais eficazes para reduzir os efeitos colaterais da quimioterapia, eu não consegui escapar dela e dos desconfortos que ela provocava. Era a doença me provando, por

A + B, que eu era uma pessoa comum. Uma reles mortal. Eu sentia dores nas articulações e tinha alguns episódios de enjoo. Eu me cansava só de subir um lance de escada. Meu paladar, descalibrado, apresentava um gosto metálico terrível me assombrando a boca, que também ficou muitas vezes cheia de aftas. Meu cabelo caía em tufos, mesmo com o uso da touca inglesa – em breve vou falar sobre o quanto isso impactou a minha autoestima.

Como eu já disse aqui, a quimioterapia é um envenenamento controlado. O objetivo dela é matar as células cancerígenas, mas ela também acaba comprometendo as células saudáveis. Aquelas que, uma a uma, compõem a maravilha que é o nosso corpo. Que trabalham dia e noite para nos nutrir, nos proteger, eliminar o que é nocivo, transformar o que ingerimos em energia e força para viver. A quimioterapia foi uma das experiências mais dolorosas e impiedosas pelas quais eu já passei na vida. Talvez a mais.

No entanto, foi ela também que me curou. Pelo menos biologicamente. Mesmo que o meu primeiro impulso fosse maldizê-la, eu sabia que não deveria. Se estou aqui hoje, compartilhando a minha história com você, é porque passei por uma quimioterapia. Então, como lidar com o remédio que cura, mas que também machuca?

Não é fácil, porque a quimioterapia é a representação mais pura da dualidade. Do bem que faz mal e do mal que faz bem. E foi aí que entrou outro esforço inteligente que eu fiz para sobreviver ao câncer: aprender a lidar com a medicação e recebê-la de forma ativa.

Eu acredito muito no poder da palavra e da mentalização, e essas foram as minhas principais estratégias para lidar com a quimioterapia. Antes de cada sessão, eu tinha longas conversas com o meu corpo. Em voz alta mesmo. Eu recrutava todas as minhas células para se organizarem na eliminação do câncer. Explicava para elas o que aconteceria em breve.

— Daqui a pouco começa uma nova sessão de quimioterapia. Com ela, virão dores, enjoo, indisposição. Mas ela é um remédio que vai matar as células cancerígenas. Então, eu preciso que vocês estejam prontas para recebê-lo, absorvê-lo e encaminhá-lo para o lugar certo: a minha mama.

No fundo, acho que elas entendiam. Tanto é que fizeram seu trabalho com primor.

Depois do bate-papo, era chegada a hora do vamos ver. De conectar um acesso à minha veia e começar a receber a medicação. Era aí que entrava o poder da mentalização.

Já dizia Albert Einstein: "a imaginação é mais importante que o conhecimento, porque o conhecimento é limitado, ao passo que a imaginação abrange o mundo inteiro".[42] Imaginar é uma habilidade inata do ser humano. Tanto que a praticamos desde a infância. Quem nunca se surpreendeu com a imaginação de uma criança, que enxerga monstros, conversa com anjos e encontra as justificativas mais lúdicas possíveis para qualquer fenômeno que acontece na face da Terra?

---

42 SEABRA, Milena. Imaginação é melhor que conhecimento? **Meio e Mensagem**, 24 out. 2012. Disponível em: https://www.meioemensagem.com.br/marketing/ponto-de-vista/imaginacao-e-melhor-que-conhecimento. Acesso em: 20 jul. 2023.

Para uma criança, existe alguém que desliga as ondas do mar na madrugada, é possível ter um dinossauro de estimação, e uma simples caixa de papelão vira um castelo de princesa. Então, me inspirei na minha versão infantil e passei a imaginar que o líquido que penetrava a minha veia era verde, a cor da cura. Mentalizava ele entrando no meu corpo e criando uma aura verde ao meu redor. Imaginava o meu seio envolto por essa luz que me aquecia e me dava conforto. E ela era tão forte que tomava conta de todo o quarto do hospital.

Foram seis sessões em que me pintei de verde para me curar. Quando o dia seguinte chegava, porém, eu lembrava que o caminho era tortuoso, por mais que a abordagem lúdica tornasse as coisas mais suportáveis. Nessas horas, o que me sustentava era a minha fé.

Já contei, no comecinho do livro, sobre como eu resgatei a minha religiosidade na sala pré-operatória do hospital e sobre a promessa que fiz a Nossa Senhora, de que manteria todas as portas e janelas sempre abertas para que Ela, os anjos e Deus se manifestassem na minha vida. Só que a religião, independentemente de qual seja, também exige dedicação e disciplina. Não basta deixar a porta aberta. Devemos nos empenhar para que ela não feche, mesmo diante do vendaval mais potente que possa acontecer.

Embora eu seja bastante católica, preciso admitir: nunca fui praticante, de ir à missa todos os domingos, de tomar a comunhão, de me confessar. Isso porque acredito, antes de qualquer coisa, que Deus está dentro de mim e de você. Sendo assim, posso encontrá-Lo e ter um momento com Ele a qualquer hora e em qualquer lugar. Na minha casa, na sua, na casa da minha mãe. Numa cachoeira, na praia, no topo de uma montanha. Num restaurante, no supermercado, numa loja de departamentos. No hospital.

O amor que eu sinto pelo próximo é uma manifestação de Deus. O pássaro que cruza os céus buscando alimento para seus filhotes é uma manifestação de Deus. A chuva que cai do céu e molha a terra é uma manifestação de Deus. Do alto de Sua onipresença, Ele está em todo lugar a todo tempo. Basta mantermos os nossos sentidos atentos para nos conectarmos com Ele.

Especialistas em neurociência afirmam que existe o chamado "Ponto de Deus".[43] É uma área do nosso cérebro, localizada na região temporal anterior, que produz atividade elétrica elevada quando entramos em estado meditativo. Alguns cientistas dizem que essas ondas chegam a ser mais benéficas e restauradoras para o nosso corpo do que as ondas que produzimos quando estamos dormindo. Ou seja, silenciar para ouvir Deus – ou qualquer outro ser superior em quem você acredite – e para falar com Ele é uma prática com benefícios comprovados pela ciência. Há razão também na fé.

E, apesar de eu não seguir a ritualística tradicional do católico praticante, adoro igrejas. Faço questão de

---

43 ESPECIALISTAS estudam os efeitos da fé sobre o cérebro humano. G1, 1º jan. 2023. Disponível em: https://g1.globo.com/sao-paulo/itapetininga-regiao/noticia/2013/01/especialistas-estudam-os-efeitos-da-fe-no-cerebro-humano.html. Acesso em: 20 jul. 2023.

visitar uma em cada cidade aonde vou. Eu as encaro como um metaverso. Um lugar paralelo, alheio às buzinas dos carros, ao falatório das ruas, à poluição visual dos outdoors. Um espaço de serenidade e paz que é alcançado tão logo cruzamos o pórtico. Em qualquer lugar do mundo, a igreja tem esse poder sobre mim, desde a capelinha mais singela até a basílica mais suntuosa.

Em agradecimento à minha cura, prometi ir a um dos principais centros de peregrinação do mundo para rezar. Era uma manhã quente de agosto de 2022 quando adentrei o Santuário de Nossa Senhora de Fátima, em Portugal. Assim que passei o muro que cerca a basílica, os sinos começaram a badalar. O que, para alguns, poderia ser o mero anúncio de alguma hora cheia, para mim, que desde o câncer estou na jornada de apreciar e encontrar felicidade e sentido em cada acontecimento, foi um sinal de que Nossa Senhora queria se fazer presente mais uma vez na minha vida. Me senti abraçada, como se o manto Dela estivesse cobrindo os meus ombros. Ali, eu tive a certeza de que Ela esteve olhando por mim durante todo o meu tratamento.

Embora a fé tenha constituído um apoio muito grande na minha jornada de enfrentamento do câncer, foi crucial também a presença física de pessoas em quem eu posso tocar. De anjos encarnados que se propuseram a segurar a minha mão e me ajudar a trilhar esse caminho tão espinhoso. Da tão famosa rede de apoio.

Curiosamente, eu nunca havia recorrido a uma rede de apoio antes. Eu sempre estive no papel de quem apoia, não de quem é apoiado. Depois do falecimento do meu pai, em julho de 2021, fui o arrimo da minha mãe. Durante o câncer da minha irmã, fui o braço forte. Em diversas situações adversas da vida de amigos e colegas de trabalho, eu fui a pessoa que proferiu a palavra de conforto, que deu o conselho certeiro, que ofereceu o ombro amigo e o lenço para enxugar as lágrimas.

Depois do diagnóstico, porém, me vi na posição inédita de precisar me destituir do orgulho e aceitar ajuda. O câncer nos limita fisicamente, mas também nos destrói psicologicamente. A gente se sente assustado com a possibilidade desvelada da finitude. Dá medo, mesmo que se tenha toda a coragem do mundo.

Durante todo o processo, o Boninho foi meu principal porto seguro. Foi ele quem fez a ponte entre mim e o doutor Fernando Maluf, o melhor oncologista que eu poderia ter. Foi ele quem me aconselhou a contar publicamente sobre a doença, o que suscitou uma onda de amor e compreensão que eu nunca havia experimentado antes. Foi ele quem me acompanhou a todas as consultas e sessões de quimioterapia em São Paulo. Foi ele quem me aqueceu quando eu me senti descoberta. Foi ele quem estimulou a minha fé, mesmo que não acreditasse em nada.

Estamos juntos desde 1996 e, durante todos esses anos, eu sempre tive a certeza de que ele era a minha alma gêmea e a segurança de que vamos passar o resto da nossa vida juntos. Admiração é um dos principais pilares para um relacionamento saudável. E eu percebo, a cada olhar, que ele me admira. Por isso, diante da doença tão cruel que me acometeu e que invariavelmente traz consigo significados pesados, projetei que ele pudesse ter duas reações: ou desmoronar ou ser uma fortaleza.

Felizmente, a segunda possibilidade se confirmou. Mesmo que o câncer tivesse me mostrado a urgência de cultivar a família e as relações valiosas, eu preciso confessar: parte de mim não estava ali, nos almoços em família, nas tardes em que sentávamos no sofá para assistir à TV, na casa que dividimos desde que nos casamos. Eu estava concentrada em reunir forças para poder sobreviver e me fazer presente para a Isabella, que, na época, como já dito algumas páginas antes, tinha apenas 11 anos.

Boninho cobriu a minha ausência em todas as ocasiões possíveis e imagináveis. E o Boninho sofreu calado nos momentos mais críticos da minha jornada. No entanto, assim que eu me recuperei da parte mais debilitante do tratamento, ele se expressou:

— Que bom que você está de volta. Deixei você ir, porque entendi que você precisava focar na sua cura e dedicar a pouca energia que você ainda tinha para estar com a nossa filha. Mas me senti muito sozinho nos últimos meses. E hoje quero celebrar o seu retorno.

A voz embargou. As lágrimas escaparam junto com um pedido de desculpas que, analisando friamente, não fazia muito sentido. Nessa hora, o Boninho também me acolheu. Disse que eu não precisava me desculpar e que aquilo não era uma cobrança, apenas uma constatação de que a vida dele era muito melhor quando eu estava 100% presente.

Outro aspecto fundamental na minha cura foi o trabalho. Tenho um histórico de extrema dedicação ao meu ofício. Já desmarquei viagens em família porque precisava trabalhar. Já faltei a almoços entre amigos porque precisava trabalhar. Adoeci, talvez, em razão de toda essa cobrança que eu mesma – e jamais a Globo – impus a mim. No entanto, sempre amei trabalhar. Fui criada para ser uma mulher independente e bem-sucedida. Meu pai sempre aconselhou a mim e aos meus irmãos que nos desenvolvêssemos profissionalmente para nunca depender de ninguém. Introjetei esse discurso e o levei a sério. Até demais.

Tanto é que fiz questão de seguir apresentando o *É de Casa*, mesmo durante o tratamento do câncer. Recebi dispensa médica e contei com a anuência e o apoio da Rede Globo, mas eu quis continuar, porque sempre tive a consciência de que uma das piores coisas para qualquer um que padece de qualquer doença é se ensimesmar nela. Fingir que nada mais existe, apenas a doença. Não falar sobre nada mais, apenas sobre a doença. Por mais que estejamos doentes, somos pessoas, antes de sermos pacientes – ou colaboradores da equipe de saúde, como eu gosto de falar.

Nossas histórias não podem ser apagadas pela enfermidade. Nossas relações não podem se resumir a cuidados médicos. Nossas habilidades não podem ficar suspensas porque estamos doentes. É claro que precisamos respeitar os limites que o nosso corpo nos impõe. No entanto, desejo que o escritor continue escrevendo, a despeito de um transtorno psiquiátrico. Que o vendedor continue vendendo, a despeito de uma artrose. Que a mãe continue maternando, a despeito de uma diabetes. E que a apresentadora continue apresentando, a despeito de um câncer.

Tão importante quanto a rede de apoio informal é a equipe de saúde. Eu tive a sorte de cruzar com profissionais de excelência – o que chega a ser óbvio, considerando que desfrutei do privilégio de me tratar no melhor hospital da América Latina. Quero ressaltar, contudo, que eles também foram humanos de modo excepcional. E isso vem da personalidade de cada um. Não necessariamente o melhor técnico vai ser o mais empático. Eu, porém, tive a felicidade de ser cuidada por pessoas que conjugavam competência e carinho.

É coincidência – ou não – que todas as enfermeiras que me acompanharam no tratamento do câncer tenham sido mulheres. Sabemos que as mulheres são socialmente educadas para assumir a função de cuidar – tanto é que apenas 15% da categoria da enfermagem no Brasil é composta de homens, de acordo com dados do Conselho Federal de Enfermagem (Cofen).[44] E todas elas foram excepcionais. Com algumas delas eu converso até hoje.

Por isso, gostaria de agradecer aqui, em público, por todo o cuidado na hora de colocar um acesso na minha veia. Por toda a sensibilidade de segurar a minha mão,

---

44 PESQUISA inédita traça perfil da enfermagem. **Conselho Federal de Enfermagem (Cofen)**, 6 maio 2015. Disponível em: http://www.cofen.gov.br/pesquisa-inedita-traca-perfil-da-enfermagem_31258.html. Acesso em: 3 jul. 2023.

literalmente, quando eu sentia dor. Por toda a humanidade de pararem seus trabalhos por três minutos que fosse para me dar um beijo, um abraço e me perguntar sobre o meu dia.

Gentileza gera gentileza, como já dizia o Profeta Gentileza. Então, recomendo que, em qualquer etapa que parecer intransponível na sua vida, você pratique a gentileza. Se a pessoa que deveria cuidar de você for rude num primeiro contato, não se deixe contaminar. Retribua a brutalidade com um sorriso. Na maioria das vezes, ela é apenas consequência de um dia ruim. E se não for, siga tranquilo, com a consciência de que esse é o tipo de relação em que você não deve se demorar.

Se, ao contrário, a pessoa for gentil e atenciosa, não a invisibilize. Tenha em mente que uma enfermeira, uma recepcionista, um entregador ou um profissional de limpeza são ainda mais do que a profissão que exercem: são seres humanos que merecem respeito. Procure entender quais são os seus anseios, os seus desejos, os seus sonhos. Pergunte se a pessoa conseguiu comprar a máquina de lavar de que tanto precisava. Se o filho dela melhorou da dor de garganta. Se a balada do fim de semana gerou bons momentos de diversão.

Assim como alguém que sofre de uma doença não merece ser resumido a ela, um profissional também é muitas coisas além da profissão que exerce.

A partir do momento em que a gente aprende a olhar com atenção e gentileza para todos aqueles que nos rodeiam e que compõem a estrutura social em que vivemos, percebemos que nunca estivemos ou estaremos sozinhos. O apoio de que a gente precisa, às vezes, vem de quem a gente menos espera. Todos os indivíduos têm o potencial de serem casa com mesa posta se a gente souber cultivá-los.

capítulo 6
e se...

... eu fizesse o exercício de transcrever os principais pensamentos que ocuparam a minha mente em cada etapa do meu tratamento de câncer?

Foi assim que nasceu a ideia deste capítulo, que é mais reflexivo do que os outros, mas talvez até mais simples. Compartilhar o que me afligiu e o que me aliviou durante a minha jornada pode ser uma maneira de estimular você a tirar as suas conclusões a respeito das próprias dores.

Embora escutar as pessoas ao redor seja importante, as respostas para todas as nossas questões estão do lado de dentro. Eu sei o quanto isso parece clichê, porém, às vezes, clichês são necessários. Mais do que isso, clichês são apenas reflexões que já se comprovaram verdadeiras e que, justamente por isso, merecem ser compartilhadas de novo para se tornarem ainda mais clichês.

Então, segure minha mão e vamos juntos buscar as respostas que estão no nosso âmago.

E se eu morrer?

"Para morrer, basta estar vivo" – já dizia o ditado popular. Podemos estar no ápice da nossa saúde, com os exames todos em dia, e sofrer um acidente fatal na estrada. Podemos estar na segurança do nosso lar, descansando no aconchego do sofá, e ter uma parada cardíaca fulminante enquanto assistimos à nossa série favorita. Podemos inclusive estar com câncer e, por pior que seja o prognóstico, morrer de outra coisa, como um atropelamento.

A perspectiva da finitude, porém, não é algo que estamos acostumados a encarar. Ela só nos confronta quando nos encontramos em situações-limite – como o diagnóstico de um câncer. A nossa primeira reação diante dela é temer. O que não é de todo ruim, já que o medo costuma nos afastar de situações que representem uma ameaça para a nossa sobrevivência. E a única maneira de nos afastarmos de um câncer, por exemplo, é seguir todas as recomendações e prescrições médicas.

Eu sempre fui apaixonada pela vida. Então, tinha a clareza de que queria viver e de que iria fazer o possível para expulsar o câncer do meu corpo. No entanto, não posso mentir: por mais otimista que eu estivesse com relação ao meu tratamento, por mais que acreditasse na equipe médica, por mais que confiasse na força do meu corpo e por mais positivo que o meu prognóstico fosse, eu pensava na morte com muito mais frequência do que antes.

Nessas horas, eu me deixava tomar por uma tristeza profunda. Só que, em vez de simplesmente a afastar, como seria o primeiro reflexo, eu a acolhia, porque precisava entender a raiz dela. Escutar o que ela me dizia.

E as palavras dela, apesar de inaudíveis, eram mais do que claras: eram translúcidas. Eu estava triste, pois, se morresse de câncer aos 44 anos, não cumpriria o que sempre foi meu maior objetivo na vida: envelhecer ao lado do meu marido. Admirá-lo todos os dias, na paz do lar que construímos juntos. Acompanhar o crescimento da minha filha. Vê-la encontrando alguém que ela ame e construindo um relacionamento com alguém que a ame e a respeite também. Quem sabe vê-la gerando meus netos, e os filhos dela gerando meus bisnetos.

Acho que a vida é sobre construir legados. Então, qual é o legado que você quer construir? Se você morresse amanhã, esse legado estaria bem encaminhado? Que diferença ele faria para a vida das pessoas?

E se eu sobreviver?

Embora o medo tenha a função positiva de nos proteger, há também um lado bastante negativo nele. Assim como a diferença entre o remédio e o veneno está na dose, o que distingue o medo bom do medo ruim é também a sua quantidade.

Quando em excesso, ele pode ser paralisante e nos impedir de viver. Nessas horas, é fácil cairmos na armadilha de nos resumirmos à doença ou à situação adversa que estamos enfrentando, achando que focar toda a nossa energia no que nos aflige é a melhor forma de encontrar uma solução para o que está acontecendo. E aí, muitas vezes, acabamos abrindo mão de experiências incríveis que poderíamos ter – como presenciar o casamento de um irmão, sentar à mesa de um café com uma grande amiga para bater papo ou apenas assistir a um filme bem água com açúcar para relaxar.

O segredo, portanto, é saber usar o medo como um motor, e não como uma âncora. E o que separa uma realidade da outra é justamente fazer as perguntas certas.

Eu tive muito medo quando me vi diante da finitude do câncer, e já sabia que não queria morrer. Mas tudo mudou quando comecei a me perguntar: *Se eu sobreviver, como quero aproveitar o tempo que me resta? Como vou fazer jus a esse bônus que ganhei aqui no planeta Terra?*

Independentemente de morrer de câncer ou não, eu decidi que queria viver apreciando o caminho, em vez de apenas desejar que o destino chegasse rápido. Resolvi que me colocaria em primeiro lugar na minha lista de prioridades – caso contrário, por mais que eu expulsasse o tumor, ele poderia voltar a me visitar. Escolhi retirar da minha vida várias coisas que estavam sendo tóxicas e nocivas – desde hábitos até relações.

Assim, se eu morresse, poderia, no meu leito de morte, me orgulhar de cada segundo vivido.

Quando tenho nas mãos um copo cheio de alguma bebida de que gosto muito, prefiro bebê-la de canudinho, que é para fazer aquele momento de prazer durar mais. E é assim que estou vivendo a minha vida pós-câncer: sorvendo aos poucos e saboreando cada gole, porque eu definitivamente não quero que ela acabe.

E você, como quer viver o tempo que lhe resta?

E se eu mudar?

"Nada é permanente, exceto a mudança."[45] Heráclito, filósofo que viveu por volta do ano 500 a.C., já nos alertava sobre a impermanência da vida e sobre o estado de constante transformação das coisas. Hoje, então, no mundo globalizado e digitalizado em que vivemos, tudo muda o tempo todo. As tecnologias, os ambientes, os trabalhos, as relações. As pessoas. E isso inclui cada um de nós.

Não sou a mesma Ana de dez anos atrás – ainda bem! No entanto, preciso confessar que, em especial nos últimos cinco anos, a minha transformação foi bastante acelerada. Não coincidentemente, este livro celebra os cinco anos da remissão do câncer que tive.

Isso porque transformei diversos hábitos e relações depois da doença. Antes de qualquer coisa, porém, precisei transformar a minha relação com a doença em si. Quando recebi o diagnóstico, em março de 2018, me armei até os dentes. Munida de granadas, mísseis e escudos, comecei a lutar contra o câncer. Até que, com a ajuda da minha espiritualidade e do tão marcante vídeo da Monja Coen, sobre o qual já falei detalhadamente no capítulo 2, caí em mim.

Lutar contra o câncer dessa maneira tão belicosa e odiosa não me levaria a nenhum lugar, senão à minha destruição. Então, transformei a minha maneira de lidar com a doença. De vilã, ela passou a professora. Sim,

---

45 BEZERRA, Juliana. Heráclito. **Toda Matéria**. Disponível em: https://www.todamateria.com.br/heraclito/. Acesso em: 20 jul. 2023.

porque o câncer – assim como outras situações adversas da vida – tem muito a ensinar. Basta estarmos atentos e em paz para escutar, processar e, enfim, compreender.

Foi só a partir daí que pude me transformar. Felizmente, sobrevivi ao câncer, porém – e mais felizmente ainda – uma parte de mim também morreu com a doença. Morreu a Ana que não se priorizava. Que dizia "sim" para tudo e para todos. Que não tolerava qualquer mínima imperfeição no próprio corpo. Que se punia quando errava. Que era perfeccionista de uma maneira nociva. Que alimentava relações sem sentido. Que acreditava que a felicidade era um estado de espírito distante, vivenciado apenas depois de grandes conquistas. Que confundia vulnerabilidade com fraqueza.

No lugar dela, nasceu uma Ana mais leve, mais generosa e mais condescendente consigo mesma e com os outros. Que se coloca em primeiro lugar no seu pódio de prioridades. Que diz "não" quando é convidada para algo que não está alinhado ao seu propósito. Que ama as próprias cicatrizes. Que admite os próprios erros e aprende com eles. Que desistiu da perfeição. Que abre mão de tudo o que não lhe agrega – hábitos, pessoas, posses. Que enxerga a felicidade num simples nascer do sol. E que sabe, com toda a certeza do mundo, que ser vulnerável é também ser de verdade.

E você, como se deixou transformar pelas adversidades que enfrentou? Qual versão sua morreu para que outra pudesse nascer? Em quais aspectos essa nova versão merece ser celebrada?

E se eu esperar?

Sempre fui uma pessoa extremamente ansiosa. Combinada à minha curiosidade inata, essa ansiedade já me colocou, diversas vezes, na posição de querer saber o que o futuro me reservava. Tanto é que já perdi as contas de quantas vezes recorri a tarô, numerologia, astrologia e outros saberes místicos.

O câncer, porém, me ensinou a esperar. É óbvio que eu queria me curar o mais rápido possível – e que fiz tudo o que estava ao meu alcance para chegar a esse resultado. No entanto, o protocolo do meu tratamento estava ali, inegociável. Uma cirurgia, seis sessões de quimioterapia, 25 de radioterapia e cinco anos de bloqueio hormonal, um comprimido que tomei todos os dias até pouco tempo atrás.

A título de curiosidade, eu até tive margem para renegociar meu tratamento. Quando cheguei na quarta das seis sessões de quimioterapia que estavam previstas, o doutor Fernando me chamou para conversar. Disse que havia estudado diversos casos de câncer de mama em mulheres na faixa dos 40 anos, que conversara com médicos do mundo todo e que tinha chegado a uma conclusão:

— Percebi que você não precisa fazer seis sessões de quimioterapia e quero te dar uma boa notícia: podemos reduzir para quatro.

Ao que eu respondi com uma pergunta:

— Doutor, e se eu quiser fazer as seis?

— Mas não precisa — ele disse.

— É que, lá no início do meu tratamento, quando você estabeleceu que eu faria seis sessões, eu programei meu corpo, minha alma e minha mente para isso. Então, prefiro fazer as seis. Não que eu esteja duvidando de você, mas, se o câncer eventualmente voltar, vou me culpar para sempre, achando que foi por causa dessas duas sessões não feitas.

Ele riu. Acho que nunca tinha atendido uma paciente tão metódica assim.

— Você tem razão, minha colaboradora. Vamos seguir com o protocolo inicial. Você vai passar por mais dois períodos delicados de reações adversas, mas mal não vai fazer.

Então, fiz as tais seis sessões. E, por mais que existisse a proposta de reduzir o número total para quatro, eu não poderia atropelar o tempo. Cada medicamento – quimioterápico ou não – tem seu tempo para fazer efeito. E o corpo tem seu tempo para se recuperar dos eventuais efeitos colaterais.

Por isso, não adianta correr, se afobar e sair arrastando o que está na frente. Tudo acontece na nossa vida por um motivo, e desrespeitar o tempo dos acontecimentos significa, geralmente, não entender os motivos.

Às vezes, o melhor que podemos fazer por nós mesmos é esperar. Lembrando que espera não é sinônimo de passividade. É sermos ativos por nós mesmos e colaboradores de quem cuida de nós – porém, confiando que quem sabe do tempo de todas as coisas é Deus.

E aí, o que você prefere: atropelar o tempo das coisas e ser um eterno iniciante no jogo da vida, passando por ela sem aprender lição nenhuma? Ou respeitar o tempo, colhendo os aprendizados que as situações difíceis nos trazem e, quem sabe assim, evitando que elas venham a se repetir?

E se eu falar?

Foram diversos os acontecimentos que me atravessaram na minha jornada de enfrentamento do câncer. Alguns negativamente, a ponto de me entristecerem e me fazerem pensar que o ser humano e a vida, às vezes, são mais cruéis do que a gente imagina. A maioria positivamente, resgatando a minha confiança nos processos da vida e a minha fé na bondade das pessoas.

Um dos acontecimentos mais positivos, sem dúvida, foi a onda de amor e acolhimento que recebi quando me abri para o público e compartilhei que estava com câncer. Saber que sou tão respeitada, admirada e querida foi o impulso de que eu precisava para sair do fundo do poço, encontrar a luz do dia e, por fim, passar a admirá-la como ela merece.

Falar sobre coisas boas e ruins é importante. Quando compartilhamos o que acontece de bom, contagiamos aqueles que nos querem bem com sentimentos igualmente bons. Colocamos para girar a roda da empatia, da felicidade e da esperança. Quando verbalizamos o que acontece de mau, por sua vez, trazemos alívio para a nossa mente, conseguimos elaborar melhor as questões que nos afligem e até mesmo encontrar soluções improváveis para elas.

Por isso, fale. Se você tiver a oportunidade de contar com uma escuta profissionalizada, como a de um psicólogo, nem pense duas vezes. A psicoterapia nos ajuda no processo de autodescoberta, na compreensão dos padrões nocivos que carregamos dentro de nós mesmos, na leitura das nossas relações com o outro e na adoção de comportamentos mais saudáveis e amorosos com nós mesmos.

Quando guardada, a palavra é veneno. Quando dita, pode ser remédio. E aí, o que você prefere: se envenenar ou se curar com as próprias palavras?

capítulo 7
de mulher-maravilha a mulher maravilhosa

Entrar em milhões de casas todos os dias ou todas as semanas é um feito que só quem trabalha na televisão aberta consegue. Isso nos dá a oportunidade de experimentar, em alguma medida, a onipresença. Durante os mais de 25 anos em que fiquei na Rede Globo, diverti e informei todos os tipos de pessoas, interagindo com elas. Desde o senhorzinho que liga sua TV de tubo para se sentir menos sozinho no interior do Brasil até a mulher de negócios que espia um programa pela internet enquanto se arruma para uma reunião importante num grande centro financeiro do país.

Por isso, sempre prezei pela minha imagem. Queria estar bem apresentável para visitar você. E estar bem apresentável inclui cuidar de muitas outras coisas para além da aparência, como a voz. Eu sentia que precisava ter a voz aveludada, mas também potente. Uma dicção impecável, que não abrisse margem para dúvidas ou estranhamentos a respeito do meu discurso. Tanto é que sempre fiz acompanhamento com fonoaudiólogos. Consultas e exercícios eram parte da minha rotina.

Com o câncer, porém, minha rotina virou de cabeça para baixo, e as sessões de fonoaudiologia deram lugar às de químio e rádio. Ao mesmo tempo, passei a prestar mais atenção em mim, e percebi que minha voz havia mudado. Como sempre trabalhei com ela e já estudei cantos lírico e popular, eu a conhecia bem – ou pelo menos achava que conhecia. Ela era grave, com uma extensão não muito comum entre as mulheres. Tinha também uma boa sustentação e uma leveza que eu conseguia aplicar quando necessário.

Depois do tratamento, mais especificamente do bloqueio hormonal, todas essas características deixaram de parecer naturais para mim. Eu ainda conseguia manter a mesma modulação, mas também tinha a impressão de que o esforço que eu fazia era maior, a ponto de sentir um misto de desconforto e dor quando falava "televisivamente".

Então, poucos meses atrás, resolvi procurar uma fonoaudióloga mais uma vez.

— Débora, tenho notado que minha voz mudou.

— Isso é normal, Ana. Com certeza ela mudou, por causa do tratamento, mas também da idade. De qualquer forma, vamos fazer alguns testes.

O diagnóstico não foi exatamente novo para mim, mas me surpreendeu de certo modo.

— Ana, sua voz é grave. Mas percebo que, em determinados momentos, você força o grave para além do seu tom natural.

— Pois é, Débora. Nos últimos anos, eu tenho me esforçado muito em todos os sentidos.

— Será que você não está forçando a sua voz para se provar?

Essa provocação trouxe um clarão à minha mente. Porque, em muitos momentos da minha carreira na

Globo, eu realmente sentia que precisava fazer um esforço tremendo para provar que sou competente. As pessoas encaixam a gente em padrões e em ideias que nem sempre fazem jus à realidade.

Muitos acham, por exemplo, que eu só entrei na Globo por causa do Boninho. O que poucos sabem é que, na verdade, eu já apresentava o *Ponto a Ponto*, programa de entretenimento exibido nas tardes de domingo na emissora, quando nos conhecemos dentro do Projac, em 1996, e começamos a namorar. Aliás, eu já tinha uma carreira quando conquistei essa vaga de apresentadora.

Há ainda quem pense que, por ser casada com o Boninho, diretor artístico da Globo, tive meu acesso facilitado dentro da emissora. A verdade, porém, é justamente o contrário. Perdi as contas de quantas vezes não fui selecionada em testes para novas atrações por ser companheira de um diretor e pela sensibilidade de isso poder despertar desconfiança ou mal-estar nos outros candidatos. Não foram poucos os retornos que recebi sobre isso, oficial e extraoficialmente, sempre que algum resultado não era positivo. Nunca foi algo fácil de lidar, tampouco de verbalizar, mas sempre existiu... Estava ali, comigo, em toda a minha trajetória.

Também tive que me provar melhor diversas vezes apenas pelo fato de ser mulher. Algo que não acontece só comigo, mas que fez parte da minha carreira. Nós chegamos ao limite do nosso fôlego para sermos ouvidas em rodas de conversa. Para sermos respeitadas em reuniões de negócios. Para quebrarmos o estereótipo da futilidade. Para fazermos nosso conteúdo ser apreciado, em vez de termos apenas a nossa beleza elogiada.

Tudo isso me fez criar e sustentar, por anos a fio, uma Ana que não necessariamente me representava, com uma voz que não era bem a minha.

Neste ano de renascimento em que comemoro a remissão completa do câncer de mama, quero redescobrir a minha voz para ser cada vez mais coerente com a minha verdade e com a Ana que eu de fato sou.

O processo de me redescobrir foi impulsionado pelo câncer. Antes de ter sido diagnosticada com essa doença tão destrutiva, mas que paradoxalmente também me reconstruiu, eu não me achava a Mulher-Maravilha – eu tinha certeza disso. Meus superpoderes eram ser a pessoa mais pontual, a mais estudiosa, a mais responsável. A que resolvia todo e qualquer problema, que escutava todo e qualquer lamento, que abraçava o mundo com braços de ferro e mãos de fada.

Até que me vi descompensada em todos os aspectos possíveis e imagináveis, físicos e psicológicos.

A transformação física foi a mais difícil para mim – o que não é surpreendente, partindo do pressuposto de que sempre trabalhei com a minha aparência. Aos 15 anos, fiz tratamento para acne com remédios fortíssimos. Aos 20, me vi pressionada a diminuir minha coxa, porque estava "fora do padrão" esquálido das modelos de passarela dos anos 1990. Aos 22, fui rotulada como a "morena misteriosa" que prendeu os olhos do Brasil dançando na abertura da novela *Explode Coração*. Daí em diante, ao fazer parte do elenco da Rede Globo, em 1996, a preocupação com o físico aumentou exponencialmente. Até que cheguei aos 44 e descobri o câncer quando decidi colocar silicone.

Apesar de eu sempre ter escutado falas preconceituosas como a famosa frase de Vinicius de Moraes, "as muito feias que me perdoem, mas beleza é fundamental", não era a minha carreira que me cobrava tamanha perfeição. Eu tinha uma grande parcela de responsabilidade, porque me coloquei nesse patamar inalcançável e insustentável da perfeição. A cada vez que alguém cruzava comigo na rua e me dizia "nossa, como você é perfeita!", eu me assustava, mas também me sentia estimulada a ser ainda mais "perfeita". Então, investia cada vez mais na minha estética. Era um círculo vicioso, em que a minha aparência suscitava elogios, e os elogios suscitavam a busca por uma aparência impecável.

O simbolismo de ter descoberto uma doença grave em razão de exames pré-operatórios para uma cirurgia estética me impressiona até hoje. Então, ironicamente, posso dizer que sou agradecida à minha obsessão pela estética. Se não fosse ela, talvez eu não estivesse mais aqui.

No entanto, uma coisa é fato: quem persegue a perfeição nunca vai ser feliz. Eu não era feliz. A minha relação com a aparência precisava mudar. E a nova relação, que venho construindo nos últimos anos, foi forjada a machadadas. Tive que aprender, pela dor e de uma vez só, a aceitar as minhas cicatrizes. Quando mais jovem, eu me incomodava até com uma cicatriz no joelho. Hoje amo todas elas, especialmente as que vieram em decorrência do meu tratamento oncológico. Elas representam a reconstrução depois do trauma. As rupturas na minha trajetória. Os recálculos de rota.

Apesar de serem para sempre, as cicatrizes não trouxeram grande impacto para a minha vida prática, até por não serem muito visíveis – além do corte na mama para a retirada do tumor, também tenho o corte de duas microcirurgias que fiz, uma para implantar e outra para retirar um dispositivo chamado Port-A-Cath, que tinha a função de receber o quimioterápico e evitar novos episódios de flebite, inflamação que eu tive na veia do pulso esquerdo depois da primeira sessão de químio. No início, alguns figurinistas que trabalharam comigo até se preocupavam em escolher roupas que escondessem essas marcas, mas depois de um tempo, principalmente depois de eu ter contado para o público sobre a doença, eu não tinha o que esconder.

Em contrapartida, há um segredo relacionado à minha aparência que eu guardo comigo até hoje. O câncer fez eu me despir de todas as minhas imperfeições na frente do público. Me fez abrir mão da minha necessidade de sempre controlar tudo. Me fez compartilhar as minhas dores e vulnerabilidades com o mundo. No entanto, ainda existia um ponto extremamente sensível para mim: o meu cabelo.

Sempre tive muito cabelo, e um cabelo muito saudável. Já fiz inúmeras campanhas publicitárias para marcas de cuidado capilar. Meus cortes, colorações e penteados sempre figuraram entre os mais pedidos na Central de Atendimento ao Telespectador da TV Globo. Já estampei algumas capas de revistas sobre cabelos ao longo da minha carreira.

Então, posso dizer com segurança que meu cabelo é minha marca registrada. Mais do que isso, ele sempre me ajudou a manter a minha autoestima elevada. Eu poderia estar no pior dia possível que meu cabelo não se abatia. Bonito, vistoso, forte. Superpoderoso, digno de ser o cabelo da Mulher-Maravilha que eu era – ou que pelo menos acreditava ser.

Justamente por ter meu cabelo como um símbolo tão potente, fiz de tudo para preservá-lo. Eu já sabia que a quimioterapia afetava o crescimento das células do bulbo capilar, mas, na minha condição de privilégio, tinha o conforto de poder recorrer a tratamentos que amenizassem a queda – como a crioterapia (mencionada no capítulo 3), mais popularmente conhecida como touca inglesa.

Trata-se de um dispositivo refrigerador conectado a uma touca que é colocada na cabeça do paciente de trinta a 45 minutos antes da administração dos quimioterápicos, mantida durante a sessão toda e retirada noventa minutos depois da finalização. Essa engenhoca resfria o couro cabeludo à temperatura de 18 °C e, assim, reduz o fluxo de sangue nele, bem como a quantidade de quimioterápico absorvido pelas células foliculares, prevenindo a queda de cabelo.

Na primeira vez que usei a touca, achei que não fosse aguentar, tamanha a dor de cabeça que aquilo me provocava. No entanto, estava determinada a enfrentar o sofrimento que fosse, desde que meu cabelo se mantivesse ali, presente, bonito, vivo.

De certa forma, funcionou. Em seis meses – quatro de químio e dois de rádio –, "apenas" 30% dos meus fios haviam caído. Escrevo *apenas* entre aspas, porque aquela era eu, otimista, tentando ver o copo meio cheio mais uma vez. O que eu não esperava, porém, era que, na primeira semana de bloqueio hormonal – um período de tempo bem mais enxuto –, outros 10% do meu cabelo fossem pelo ralo. A cada banho, eram tufos e mais tufos, acompanhados de lágrimas. De todas as vezes que chorei durante o meu tratamento, aquelas, em outubro de 2018, foram as mais vigorosas.

Tal como Sansão, personagem bíblico, minha força também estava indo embora junto com o meu cabelo. Eu não tinha mais vontade de sair na rua, de postar nas redes sociais, de trabalhar na TV. Eu estava desaparecendo.

Então, me vi tendo que recorrer a uma solução de que nunca imaginei precisar na vida: a prótese capilar. Sim, eu usei a famosa e temida peruca, mas nunca tive coragem de contar isso publicamente. Num misto de autojulgamento e medo do julgamento alheio, eu pensava: *Como é que a Ana, que é referência capilar, que sempre foi sondada pelas marcas para fazer campanhas de produtos para o cabelo – como é que essa mulher está usando prótese? E se ela for encarada como uma farsa?*

Foi aí, na tentativa de estabelecer um limite para a minha autopreservação, que resolvi guardar esse segredo só para mim e para as pessoas mais próximas. No entanto, agora, escrevendo este livro para me redescobrir e me reconstruir, me pareceu honesto – comigo e com você – trazer essa confidência à tona.

Não posso dizer que me surpreendi com o fato de eu ter tido que usar prótese capilar. As histórias de outras pacientes oncológicas apontavam para esse caminho. As minhas quedas de cabelo apontavam para esse caminho. O doutor Fernando Maluf, já na segunda consulta, apontou para esse caminho, quando me aconselhou a ter pelo menos uma opção guardadinha, para o caso de sentir a necessidade de usar.

No entanto, é inegável que transformei a minha perda capilar em tabu. Durante todo o meu tratamento, as palavras "peruca" e "prótese" foram evitadas a todo custo. De forma escrita ou falada. Por mim e por quem me cercava. Justamente pelo meu principal medo, o meu "elo mais fraco": que descobrissem que o meu cabelo, que sempre foi protagonista na minha beleza, tão desejado e tão copiado, já não era mais o mesmo.

Depois de um tempo, porém, senti que precisava trazer um pouco de leveza para tratar desse assunto comigo mesma. Então, batizei as minhas três perucas: a Crislaine, a Shirley e a Naomi. Uma longa, uma de comprimento médio e outra para as publicidades, caso fosse necessária alguma mudança de corte ou cor.

Eu mesma lavava, secava, escovava e modelava todas as minhas próteses. E, quando alguma delas demandava um tratamento mais profissional, eu ligava para o meu cabeleireiro Ricardo e dizia:

— Querido, a Shirley precisa daquele tratamento especial que só você sabe dar!

Era divertido pensar assim, além de ser um bom código caso alguém tivesse acesso à mensagem.

Eu tenho plena consciência de que não fui menor do que ninguém porque precisei usar prótese capilar. E, embora hoje eu opte por contar toda a verdade, também não me sinto menos digna por ter escondido isso do público. O câncer – assim como todas as situações extremas – nos ensina muito sobre limites.

Aliás, eu ouso dizer que estabelecer limites foi uma das lições mais relevantes entre todas as que eu aprendi com o câncer, quando resolvi encará-lo como um professor, em vez de um vilão.

Sempre fui "pau pra toda obra" – e sempre me orgulhei disso. A mulher que dava conta de tudo, que tinha resposta para todas as perguntas, que flexibilizava a própria agenda para atender aos horários dos outros. Já desmarquei viagens em família para entrar em estúdio em cima da hora, porque eu nunca dizia "não". Não que eu não quisesse: simplesmente não conseguia.

Até certo momento da minha carreira, estar sempre disponível foi importante para que eu pudesse ter chegado aonde cheguei. Priorizar a nossa vida pessoal em detrimento de compromissos profissionais é também um privilégio, sobretudo quando se tem obrigações inadiáveis, como pagar contas. Dizer "não", porém, é um recurso que precisamos dominar se quisermos ter relações mais equilibradas, independentemente das nossas condições de vida.

Em especial porque dizer "sim" para tudo é dizer "não" repetidamente para si mesmo. É deixar de fazer o que gostaríamos, da forma como gostaríamos. É, talvez, assumir compromissos para os quais não estamos prontos. É não viver momentos que nos completariam, que se encaixariam melhor nos nossos desejos – e, assim, perder coisas boas da vida. E quando perdemos muitas coisas boas da vida, nos perdemos de nós mesmos. A nossa identidade se esvai.

Me lembro até hoje do primeiro "não" que eu disse em uma situação profissional. Foi um marco na minha história. Eu estava na véspera da minha primeira sessão de radioterapia. Apesar de já ter concluído as seis sessões de químio e, em tese, terminado a pior fase do tratamento, era inevitável bater um nervosismo. Eu estava envolta em pensamentos quando meu telefone tocou. Era o diretor artístico que trabalhava comigo na Globo.

— Ana, você pode apresentar o *Encontro* nos próximos dias? A Fátima [Bernardes] não estará disponível...

Eu suei frio. Não queria negar, mas não poderia aceitar. Eu ainda não sabia como meu corpo reagiria à radioterapia, se teria forças físicas, se os efeitos colaterais me limitariam a ponto de não conseguir entrar em estúdio... Então, respirei fundo e respondi:

— Não posso. É que tenho que começar a minha radioterapia justo nesse mesmo período — expliquei, já emendando toda a minha justificativa, com medo da reação que viria do outro lado do telefone.

— Claro, Ana! Entendo perfeitamente. Continue firme e forte no seu tratamento. Vai dar tudo certo!

Quando desliguei o telefone, a ficha ainda não tinha caído. Eu havia dito "não", meu interlocutor fora supercompreensivo, e a vida seguiu. Outra pessoa foi escalada para apresentar o *Encontro* e eu não sofri nenhuma represália pela minha negativa. Não tive minha carreira abalada, não tive meu talento posto em xeque, não tive meu passado profissional desconsiderado – como já era esperado no ambiente respeitoso em que sempre trabalhei.

Mas é que a nossa cabeça nos prega peças. Ou, como gosto de dizer, a mente mente o tempo todo. Dizer "não" não é assinar um atestado de descompromisso, nem anular tudo de bom que já se fez pelo outro. É apenas reconhecer nossos limites e comunicá-los às pessoas, em vez de esperar que elas percebam.

A partir do primeiro "não", outros vieram. O segundo também não foi fácil. Nem o terceiro. Com o tempo e com a prática, porém, eles foram se tornando mais naturais, conforme eu fui percebendo que me colocar como prioridade na minha vida não é e nunca vai ser um problema. Muito pelo contrário: é e sempre vai ser a solução.

Hoje, quando qualquer coisa se torna desconfortável e sem prazer, digo "não", ciente de que estou me protegendo, me dando valor, me fazendo um carinho e reafirmando a minha identidade. A Ana Furtado começa aqui e termina ali, no limite das possibilidades e dos desejos dela. E é essa Ana que eu quero ser pelo resto dos meus dias. É assim que quero viver esse tempo bônus que me foi concedido.

A minha saída da Globo, em julho de 2022, foi motivada por esse racional. Nos dois últimos anos, eu já estava sentindo vontade de fazer outras coisas que, por limitações contratuais, eu não poderia. Desde então, vim me organizando financeira e psicologicamente para a despedida. Sou para sempre grata a todas as pessoas que me deram oportunidades lá dentro. Tenho um orgulho sem tamanho da carreira que construí na televisão. Fui muito feliz na jornada que trilhei na maior emissora do país – e não descarto jamais a possibilidade de voltar para lá um dia. O câncer, contudo, me trouxe uma lucidez que eu nunca havia experimentado. Ele me fez perceber que eu precisava desacelerar. Deixar a vida decantar. Observar a água ficando menos turva e mais nítida, para então decidir qual caminho seguir.

E até hoje, quando conto para alguém sobre todas as propostas que recusei e todos os contratos que descontinuei nos últimos anos, não é raro o espanto.

— Mas como você teve coragem?

Ao que eu sempre respondo, com muito bom humor:

— Querido, eu já tive um câncer. Se não tivesse aprendido a dizer "não" e a seguir os meus sonhos depois disso, o que teria que acontecer para eu finalmente aprender?

O que não significa, de maneira nenhuma, que eu tenha deixado de me desafiar e me colocado, desde então, em um lugar de absoluto conforto. É da minha natureza aceitar desafios e, mais do que isso, me colocar em situações desafiadoras para testar a minha potência. Uma das histórias que melhor ilustram esse meu comportamento aconteceu justamente durante o meu tratamento de câncer.

Era março de 2018, e tudo seguia na mais perfeita normalidade. Minha vida ainda não havia sido chacoalhada pelo visitante indesejado quando fui convidada pela Globo para um trabalho que sempre tive vontade de fazer: apresentar o Brazilian Day em Nova York, evento que aconteceria em setembro do mesmo ano, reunindo dezenas de artistas brasileiros para levar um pedacinho do nosso país aos nossos conterrâneos que moram no exterior. Aceitei sem titubear.

Mas então, como você já sabe, veio o câncer, e me vi obrigada a repensar todas as minhas escolhas: *Desisto de algo que eu sempre quis fazer ou testo os meus limites e vou em frente?* Tinhosa que sou, fiquei com a segunda alternativa. Desafios grandiosos sempre me ajudaram a criar metas, e daquela vez não seria diferente: como eu precisava estar bem em setembro, tinha mais um motivo para seguir à risca o meu tratamento.

Depois de eu ter revelado para o público que estava com câncer, em maio de 2018, a preocupação e o zelo por parte dos organizadores do Brazilian Day foram constantes: "Será que ela vai ter condições?"; "Será que vai ser bom para a saúde dela?"; "Será que não é uma exigência além dos limites para uma pessoa com câncer?".

Decidida a jamais me resumir à doença que me acometia, eu me enchi de certezas. O evento cairia na véspera da minha última sessão de quimioterapia. Então, mais do que nunca, eu queria sentir as minhas células vibrando, o meu coração batendo fora do peito, as famigeradas borboletas no estômago. Precisava ter certeza de que, a despeito de um tratamento tão debilitante, eu ainda estava viva. Era quase uma provocação para mim mesma.

Então, na manhã do evento, já em Nova York e fiel ao meu costume de visitar uma igreja em cada cidade por onde passo, decidi ir à Catedral de St. Patrick, que fica a cerca de 2 quilômetros do lugar onde eu estava hospedada.

Eu e o Boninho somos bons pedestres, então fomos caminhando. Só que ele estava num ritmo muito acelerado, e eu não conseguia acompanhá-lo. Pedi que ele andasse mais devagar, e ele me respondeu que já estava andando mais devagar do que o habitual. Foi aí que percebi: não era o meu marido que apertava os passos. Eram os passos que, para mim, estavam mais pesados – e se tornaram ainda mais, assim que chegamos à escadaria da Catedral, que não deve ter mais de dez degraus.

Pouco a pouco, com toda a calma do mundo, parando a cada dez segundos para respirar, chegamos e cruzamos o pórtico. Dentro da Catedral, acendi uma vela na capela de Nossa Senhora de Guadalupe, que, assim como Nossa Senhora da Conceição, santa da qual sou devota, tem uma meia-lua aos pés. Celebrei o nosso reencontro, rezei, pedi saúde e proteção para mim e para a minha família. Saí de lá feliz.

A provação maior, porém, ainda estava por vir, e aconteceria durante o Brazilian Day. Naquele dia, eu estava com muita dor. Além do fôlego curto, todas as minhas juntas latejavam: pescoço, ombros, cotovelos, pulsos, joelhos, canelas, articulações dos dedos. Tudo me lembrava que, infelizmente, eu não estava no auge da minha saúde. Mas eu havia combinado com Deus que teria força para encarar mais aquele desafio.

Então, me montei. Micropigmentação nas sobrancelhas, cílios postiços e prótese capilar para driblar os pelos e cabelos que já tinham ido embora. Maquiagem para disfarçar a aparência abatida. Figurino confortável, porém festivo, com calça brilhosa, para fazer jus ao evento que eu ia comandar. Eu estava empoderada de toda a minha força para continuar viva.

E, no meio do caminho, havia mais uma escada, de uns doze degraus, me separando do palco. Mais um desafio que eu iria superar. Subi, apresentei o evento, fiquei em pé durante horas diante de mais de 1 milhão de pessoas. Senti o olhar de carinho e a energia positiva daquela multidão. Todos celebravam juntos. Alguns, que me acompanhavam e sabiam do câncer, vibravam de felicidade de me ver ali, inteira, disposta, entregue à minha missão. E aqueles que desconheciam a doença que eu tinha vibravam porque eu representava, para eles, um pedacinho de casa.

Foi uma das experiências mais marcantes, num dos momentos mais difíceis da minha vida. Acabados os shows, era a hora de encarar os mesmos doze degraus, agora na descida, mas eu simplesmente não tinha forças. Apesar de gratificante, apresentar o Brazilian Day me esgotou fisicamente. Então, eu me sentei ao lado da escada e esperei. Fiquei ali, vibrando a energia que acabara de receber e recobrando o meu fôlego, durante cerca de vinte minutos, certa de que o câncer não me fez incapaz de nada. Muito pelo contrário: ele me fez perceber uma força que eu nunca soube que tinha.

Foi assim, aos trancos e barrancos, ora dizendo "sim", ora dizendo "não", que percebi que o meu real superpoder nunca foi a beleza. Nem a pontualidade britânica. Nem a vontade de abraçar o mundo. Nem a mania de assumir todas as responsabilidades que caíam no meu colo. O meu real superpoder, que sempre existiu, mas que eu tanto teimei em esconder, é a minha vulnerabilidade. Sou poderosa porque sou humana e falha. Sou poderosa porque tenho – e respeito – os meus desejos. Sou poderosa porque estou aqui não apesar das cicatrizes, mas por causa delas.

capítulo 8
a palavra tem poder

Nunca me esqueço da primeira vez que entrei numa sala de reunião no Projac depois de ter tornado pública a minha jornada com o câncer.

Era maio de 2018, e usar máscara de proteção era um hábito visto com enorme estranheza, já que ainda não tínhamos tido a experiência de uma pandemia ocasionada por um vírus respiratório. Como paciente oncológica, porém, minha saúde estava bastante fragilizada – portanto, o uso da máscara era mandatório, especialmente em ambientes com muitas pessoas.

E era o caso daquela reunião. Mais de trinta pessoas estavam na sala para discutir a pauta do *É de Casa*, programa semanal que eu apresentava na Rede Globo. Era gente suficiente para fazer, senão uma festa, pelo menos um bom conversê. No entanto, tão logo cruzei o batente da porta usando uma máscara cirúrgica, o que se desenhou foi um silêncio sepulcral. As vozes se calaram, os sorrisos se desfizeram. Os olhares tentavam ser amigáveis, mas denotavam a mais pura pena nas entrelinhas. Em cada rosto, acendeu-se uma expressão. Nenhuma delas era exatamente positiva.

Como essa mulher, que sempre esbanjou saúde e bom humor, está nessa situação de fragilidade? Como eu devo lidar com ela? O que fazer com a iminência da morte que ela, uma pessoa com câncer, desperta bem diante dos meus olhos?

Temos o costume de achar que estar em silêncio é não falar nada, mas há muita coisa sendo dita na ausência de palavras. E esses foram alguns dos questionamentos que eu percebi que rondavam a cabeça daquelas pessoas na sala de reunião, enquanto o silêncio constrangedor pairava no ar.

O dever, porém, nos chamava, e nós evocamos a palavra para resolver o que, de fato, nos reunia ali. Falamos sobre os temas que trataríamos nos próximos programas, sobre as abordagens para cada um desses assuntos, sobre as reportagens que iriam ao ar, sobre as pessoas que entrevistaríamos, sobre os convidados que receberíamos... Uma típica reunião de pauta de um programa de variedades.

Durante uns bons minutos, nos distraímos com o que precisava ser feito. Contudo, tão logo as pendências profissionais foram resolvidas, o silêncio desconfortável voltou a assolar o ambiente. Certa de que não ia aguentar passar por aquilo todas as vezes em que entrasse em uma reunião de pauta usando uma máscara cirúrgica, resolvi quebrar aquela quietude:

— Alguém aqui já teve câncer?

Ninguém se manifestou. Então, resolvi reformular minha pergunta:

— Alguém aqui já conviveu com algum parente ou outra pessoa próxima com câncer?

Umas três ou quatro pessoas levantaram a mão. Ao que eu emendei, com minha alegria habitual:

— O câncer não é uma jornada fácil. Tem dias em que a minha vontade é sentar no meio-fio e chorar. Mas, hoje, assumo o compromisso de estar aqui com vocês até quando eu aguentar. Até onde meu corpo e meu tratamento me permitirem. Preciso estar aqui pra me sentir forte, útil. Não quero ninguém triste ou com pena. Estou fazendo de tudo para ficar bem. Por isso, quero que vocês também fiquem bem ao meu lado.

Os olhos dos meus interlocutores, que até então expressavam pena, ficaram marejados.

— Se vocês não souberem o que dizer — eu continuei —, não precisam falar nada. Já estive nesse lugar, de me deparar com alguém com câncer e ficar sem reação, e sei que também não é uma posição confortável de se estar. Por isso, deixo a porta aberta: se quiserem falar ou perguntar qualquer coisa para mim, fiquem à vontade. A palavra "câncer" não é proibida no nosso convívio.

A emoção tomou conta de todos. Lágrimas escorreram pelo rosto de muitos nesse momento – inclusive do meu chefe. Eu soube que alguns foram, depois, chorar no banheiro para não me fazer sentir mal. Eu só queria deixá-los seguros de que estava bem e desejava estar ali, ao lado deles. Queria deixar claro que falar de câncer comigo jamais seria proibido. Pelo contrário. Eu estava aberta e comprometida a não deixar o câncer se perpetuar como um assunto tabu, principalmente no meu círculo de convivência.

É essencial que o paciente oncológico se coloque como alguém atuante diante da própria condição, porém devo admitir: não é tarefa simples. Se eu, que sou comunicadora, me senti extremamente desconfortável e fui tateando pela beirada para conseguir quebrar o clima de constrangimento, imagino que o caminho deva ser ainda mais tortuoso para quem não lida com a comunicação profissionalmente.

Também é fundamental educarmos as pessoas que convivem com pacientes oncológicos para que adotem discursos construtivos, no lugar do silêncio ou do que pode machucar. Quando eu disse, na fatídica reunião do silêncio constrangedor, que já havia estado no lugar daquele que não sabe o que dizer para alguém que tem câncer, não menti. Lembro-me da minha mãe indo visitar uma grande amiga com câncer e me chamando para ir junto – convite que recusei prontamente, com medo de não saber o que falar ou fazer diante daquela mulher desconcertada. *Dou um abraço? Fico em silêncio? Digo que lamento? Ofereço ajuda? Que tipo de ajuda?*

A gente não sabe lidar com o câncer. Nem como indivíduos, nem como pacientes, nem como sociedade.

Por isso, nas próximas páginas, vamos fazer um esforço no sentido de educar os discursos. Vamos falar sobre a narrativa da pessoa com câncer diante da doença que acomete a ela própria. Sobre o que dizer e o que não dizer para um paciente oncológico. Sobre a influência do diálogo – tanto para erguer como para afundar pessoas e relações. Enfim, sobre o poder da palavra.

E assim como a palavra é matéria-prima para o jornalista, ela também o é para o psicólogo, que ajuda seus pacientes a decifrarem a si próprios com base na linguagem. Então, neste capítulo, tive a honra de contar com o apoio de um psicólogo que sempre admirei e com quem já tive o prazer de trabalhar algumas vezes. Além de palestrante, escritor e terapeuta familiar e de casais, Alexandre Coimbra Amaral foi, durante anos, consultor do *Encontro com Fátima Bernardes*, esteve comigo em frente às câmeras e também nos bastidores – inclusive enquanto eu tratava o câncer – e aceitou gentilmente o meu convite para participar deste livro.

Costumo dizer que a maneira menos difícil de acertar o que falar para uma pessoa com câncer é fazendo uso da empatia. Note que eu digo "menos difícil", e não "mais fácil". Isso porque colocar-se no lugar do outro nunca é simples. Torna-se menos complicado com a prática. No entanto, a verdade é que ninguém, na plenitude de sua saúde, faz o exercício de se colocar no lugar de alguém com câncer. Essa é uma hipótese que a gente não gosta nem de imaginar.

Por isso, quando o câncer vem – seja para nós mesmos, seja para quem nos rodeia –, estamos absolutamente despreparados. Não sabemos nem por onde começar. Pecamos pelo excesso de palavras com medo do silêncio. Pecamos pela falta delas com medo da inconveniência. Usamos termos que em nada acrescentam à jornada da pessoa com câncer.

Para tornar menos tortuosa essa tarefa de estabelecer diálogos consistentes e respeitosos com pessoas que têm câncer, separei a seguir algumas questões ou falas estruturais que exigem reflexão.

1. Não existe batalha contra o câncer

Provavelmente você já se deparou com inúmeras matérias de jornal dizendo que Fulano "perdeu a luta" contra um câncer. Também já deve ter ouvido falar em "combate ao câncer", em especial nas campanhas de conscientização, como Outubro Rosa ou Novembro Azul. Ou ainda deve ter escutado que Beltrana é uma "guerreira" por sua maneira de enfrentar a doença. São as chamadas metáforas bélicas, figuras de linguagem que remetem à guerra para se referir a outra coisa – nesse caso, ao câncer.

A intenção por trás delas não é ruim. É convocar o paciente a agir em favor da própria cura, como se dissesse, nas entrelinhas: "a sua vida é importante, lute por ela!".

Acontece que toda luta evoca um binarismo. É ganhar ou perder. E, mesmo que os resultados possíveis de um tratamento de câncer sejam ou a cura ou o avanço da doença, a ideia de ganhar ou perder ignora completamente a complexidade do que é viver com câncer. Há dias em que sentimos tristeza e medo de morrer. Em outros, estamos confiantes e esperançosos. Há consultas em que recebemos notícias ótimas. Em outras, não escutamos aquilo que esperávamos.

Altos e baixos fazem parte do dia a dia do paciente oncológico, porque o câncer não é uma batalha, e sim uma jornada em que vamos construindo resiliência e musculatura emocional para lidar com grandes questões da vida. Em vez de combater o câncer, devemos convidá-lo para o diálogo. Conversar com ele e com tudo o que ele carrega consigo – como o tratamento, as dores, a solidão e o medo da morte – é um exercício importante de elaboração. Sempre que a palavra sai da nossa boca com intenção, conseguimos entender melhor o que estamos sentindo, e esse entendimento é a melhor estratégia para encararmos a crise emocional que a doença provoca em nós.

Além do mais, quando falamos que alguém "perdeu" a guerra contra o câncer, fica subentendido que o resultado poderia ter sido vitorioso se a pessoa tivesse lutado um pouco mais – o que é cruel e injusto. É dar ao paciente o título de derrotado, insuficientemente capaz, fraco; ao mesmo tempo que se dá ao câncer o poder da vitória.

Derrota e vitória onde, no final das contas, não existe uma disputa. Há uma doença que precisa de tratamento e cura. E isso depende de vários fatores que não incluem a postura belicosa. Imaginar-se ou se colocar no lugar de estar travando uma guerra gera um turbilhão de emoções e sentimentos possivelmente negativos. Serei merecedor? Fracassarei? Sucumbirei ao inimigo?

As metáforas bélicas não têm outra função a não ser nos fazer reagir a uma ameaça. No entanto, ao aumentarem as crenças fatalistas e a percepção de dificuldade do processo, acabam gerando desânimo e hesitação e prejudicando a vigilância do paciente sobre o tratamento.

Eu, Ana, comecei lutando, armada até os dentes. Cheia de granadas, mísseis e escudos. Felizmente, terminei aceitando, compreendendo e me transformando, porque tive ensinamentos que me levaram a uma reflexão menos bélica sobre a doença logo no início e que me guiaram por caminhos de aprendizado, paciência e transformação.

Quando desenvolvi essa consciência, a minha relação com a doença mudou completamente. De vilã, ela se transformou em professora. Sim, porque o câncer tem o que ensinar. Basta estarmos atentos para escutar e compreender. Basta estarmos em paz.

E onde há luta, não há paz. Onde há luta, não existe diálogo. Onde há luta, não existe equilíbrio. Onde há luta, não existe amor. Onde há luta, provavelmente também não haverá cura.

---

2. Não se comparam cânceres

Todo câncer tem nome e sobrenome. Descobri isso depois que recebi o laudo com o meu diagnóstico, em março de 2018. Eu, que esperava apenas um "positivo" ou "negativo", me surpreendi com cinco linhas digitadas em negrito, enunciando o carcinoma, seu tipo, seu grau, sua forma, seus padrões e outras informações que, para uma leiga como eu, pareciam grego.

Com o passar do tempo, fui aprendendo – até mais do que eu gostaria, confesso – sobre todo esse palavreado oncológico. Também aprendi que, por mais que o câncer de outra pessoa tenha exatamente o mesmo nome e sobrenome do câncer que apareceu em mim, não é razoável compará-los. Falas como "minha amiga teve um câncer igualzinho ao seu e hoje está curada, então você vai conseguir!" visivelmente carregam uma boa intenção, mas colocam o paciente na berlinda da comparação, gerando pensamentos como: *Se eu não conseguir, serei menos competente ou menos merecedor do que a amiga dela?*

É inevitável. Somos competitivos por natureza – afinal, desde os primórdios da nossa espécie tivemos que competir para sobreviver. Nossa cabeça pode entrar em modo autodepreciativo se percebermos que não estamos atingindo as expectativas de cura mesmo com tantos exemplos nos mostrando que é possível. A verdade, contudo, é que a experiência do outro não diz nada a respeito da minha. Cada corpo é um universo que reage de maneiras diferentes aos mesmos estímulos. O que funciona para mim pode não funcionar para o outro – e vice-versa.

Também não é sequer razoável falar em "câncer bom" ou "câncer ruim", como se houvesse uma escala que variasse do mocinho ao vilão. Do câncer com o qual se pode tomar um café com bolinho de chuva à tarde ao câncer que nos faz tremer de medo e perder o sono à noite. Pode parecer brincadeira, mas juro que já ouvi a seguinte frase:

— Que bom que o seu câncer é de mama! Ruim mesmo é o de pâncreas...

Minha vontade mais sincera era a de responder com um alto e claro "vá à merda", mas a minha habitual educação me fazia engolir a seco o palavrão e a revolta e encarar esse tipo de fala como um teste de equilíbrio emocional. Se nem isso me tirasse do sério, aí sim eu estaria pronta para a corda bamba da vida.

---

3. Não, você não sabe quão difícil é ter câncer

Quando alguém nos conta alguma situação trágica ou dolorosa, é quase que um impulso responder:
— Eu sei como você está se sentindo.

A verdade, porém, é que a gente não sabe, a menos que já tenha passado exatamente pela mesma situação.

Hoje, quando minha mãe fala "você não tem ideia da dor que eu sinto pela perda do seu pai", eu respondo que realmente não tenho. Conheço a dor de ter perdido um pai, mas nunca estive no lugar de quem perdeu um companheiro de vida. É uma diferença sutil, mas, ainda assim, uma diferença.

Então, se você nunca teve câncer, você não sabe como um paciente oncológico se sente. Por mais que tente imaginar o pior cenário, a realidade tende a ser ainda mais cruel. Ninguém tem ideia das noites em que eu não dormi por causa do enjoo pós-quimioterapia, do desapontamento que me atingiu quando não tive fôlego para subir dez degraus, do desespero ao sentir dor em todas as articulações do corpo.

Quando você presume que sabe o que estamos enfrentando, parece apenas uma tentativa de nos calar ou de reverter a conversa em causa própria. Aí, passamos da pessoa que está desabafando sobre a experiência massacrante que é ter um câncer a ouvintes de problemas que provavelmente só vão nos deixar mais angustiados.

---

4. Não, você não tem a solução milagrosa para o meu problema

Ter câncer é viver entre a esperança e o desespero. Na tentativa de nos fazer pender mais para o primeiro do que para o segundo, muitas pessoas nos encaminham diversas coisas: simpatias, rituais, dicas, receitas, tratamentos alternativos... Eu respeito a intenção e a crença que há por trás de cada um desses métodos, mas a verdade é que não existe solução para o câncer senão o tratamento convencional.

Que, aliás, pode sofrer interferência e ser prejudicado por procedimentos de eficácia não comprovada. Já de antemão peço perdão pela metáfora bélica que eu mesma condenei, mas pense que o protocolo médico é um míssil de alta precisão, programado para atingir diretamente o alvo da doença – ou seja, as células cancerosas. Os métodos alternativos podem atuar como um desvio de rota, fazendo a quimioterapia, a radioterapia ou qualquer outro tratamento medicamentoso perderem parte de seu rigor.

Foram várias as vezes, quando estava sofrendo com dores e enjoos nos dias seguintes à químio, que ouvi a seguinte sugestão: "Por que você não faz um detox para limpar o seu corpo?". Para uma pessoa saudável, um detox tende a ser inofensivo. Para um paciente oncológico, porém, pode significar a eliminação precipitada do quimioterápico do corpo. Na tentativa de poupar o organismo dos efeitos colaterais extremamente incômodos da quimioterapia, acabamos poupando-o também da cura e abrindo caminho para que a doença se desenvolva ainda mais.

Por isso, responsabilidade é a palavra de ordem. Cabe às pessoas a responsabilidade de não sugerir tratamentos sem eficácia comprovada, assim como cabe ao paciente oncológico a responsabilidade de conversar com seu médico sobre qualquer procedimento ou substância que não esteja no protocolo inicialmente traçado.

É entender que a parte ruim do processo é inevitável. É segurar firme, apesar das dores, e seguir em frente. Até porque, se tudo passa, isso também vai passar.

---

5. O câncer não é um carma

Algumas filosofias orientais utilizam o termo "carma" para se referirem à relação moral entre causa e consequência. Ou seja, toda ação, boa ou má, gera uma reação que retorna a quem a realizou.

Há quem diga que o câncer é um carma, uma punição por coisas ruins que fizemos no passado, para os outros ou para nós mesmos, ou por desejos íntimos que deixamos de realizar. Especialmente quando o paciente oncológico tem hábitos saudáveis, muitas pessoas recorrem à narrativa cármica. Dizem que a leucemia da vizinha é um retorno da traição que ela cometeu contra o marido. Que o tumor no útero da amiga de infância é uma manifestação da sua vontade não realizada de ser mãe. Que o câncer de garganta do pai é um reflexo de ele ter engolido tanto sapo ao longo da vida.

Além de não haver nenhuma comprovação científica disso, colocar a culpa do câncer na pessoa que está doente é bastante cruel. Você realmente acha que ela já não se culpa o suficiente?

Em contrapartida, nos casos em que o paciente oncológico não leva uma vida muito saudável, os dedos sempre estão em riste para apontar para os maus hábitos. Está com câncer de pulmão? Também, quem mandou fumar a vida inteira? Está com câncer no fígado? Também, nunca teve limites nos happy hours da empresa... Está com um tumor no reto? É claro, passava a tarde inteira sentado em frente à TV comendo besteira...

É verdade que o tabagismo, o etilismo, o sedentarismo e a má alimentação são fatores de risco para o desenvolvimento de câncer. A medicina atesta tudo isso, conforme já visto nestas páginas. No entanto, além de o câncer ser uma doença multifatorial, esse tipo de discurso coloca, mais uma vez, a culpa sobre a pessoa que está doente.

E você pode ter certeza: a cabeça dela já está tão confusa e tão cheia de pensamentos – ora animadores, ora desastrosos – que o que ela menos precisa é de novas questões dolorosas para remoer.

---

6. Não pergunte sobre o prognóstico

Existem a vaca e o brejo. A gente sabe que a vaca está indo para o brejo, só não conhece a velocidade da caminhada nem a distância que separa um do outro. Mas que ela está indo, ah... isso ela está!

Tem dias em que é assim que o paciente oncológico se sente: como se não houvesse saída. Como se o pior fosse apenas uma questão de tempo, mesmo que o prognóstico seja positivo e que o tratamento esteja surtindo efeito. Portanto, a menos que o paciente queira falar, não pergunte sobre as expectativas e o provável desenvolvimento da doença.

Esse tipo de questionamento faz a nossa cabeça voltar ao lugar de onde nos esforçamos para que ela saísse: um futuro incerto, mas certamente permeado por muitos momentos de dor.

A ficha da doença compete apenas à equipe médica e ao paciente. Eles são os únicos agentes da história que precisam saber de tudo – de todos os passos do tratamento, quanto tempo ele vai durar, quais as respostas esperadas e o que pode sair do controle. Para todas as outras pessoas, esses detalhes não passam de curiosidade. E curiosidade é coisa que a gente resolve lendo revista de fofoca.

---

7. Não pergunte: "E aí, tudo bem?"

Para o paciente oncológico, essa chega a ser uma pergunta retórica. É óbvio que não está tudo bem. Há um punhado de células no corpo da pessoa se reproduzindo desordenadamente e trazendo consigo uma avalanche de coisas ruins. Um tratamento cheio de efeitos colaterais desagradáveis, como dores, enfraquecimento e enjoos; uma rotina espartana que torna imprudente qualquer pequeno desvio, como uma simples taça de vinho numa sexta à noite; um baque na autoestima, por causa da perda de cabelo, do envelhecimento da pele ou do inchaço decorrente dos medicamentos; uma dificuldade tremenda em realizar atividades básicas, como comer, caminhar ou trabalhar; um desarranjo familiar, com pais, filhos, companheiros, irmãos e amigos orbitando perdidos em torno de alguém desconcertado.

Nada na vida do paciente oncológico passa impune. Mesmo que ele seja a pessoa mais positiva do mundo, como é o meu caso, é preciso abstrair muita, mas muita coisa mesmo para fingir que está tudo bem.

Por isso, em vez de lançar um descompromissado "e aí, tudo bem?", essa pergunta automática à qual quase sempre se responde "tudo, e você?", experimente perguntar "como você está hoje?". Se a vida já é naturalmente tão inconstante a ponto de estarmos ótimos hoje e péssimos amanhã, a do paciente oncológico chega a ser volúvel. Hoje é paraíso, amanhã é limbo, depois de amanhã é inferno. Depois de depois de amanhã, quem sabe, é a cura.

---

8. Não exija que o paciente oncológico esteja sempre positivo

Tão prejudicial quanto o pessimismo crônico é a positividade tóxica. Cobrar que estejamos sempre felizes, irradiando otimismo, é soterrar uma parte constituinte de todo ser humano: a que sente tristeza, medo, raiva, inveja, descrença e uma porção de outras emoções negativas.

Se ninguém é feliz o tempo todo, por que o paciente oncológico, que tem claros motivos para se sentir mal, precisa ser?

A resposta é que, na verdade, ele não precisa. Todas as pessoas têm o direito de se recolherem – para se curarem de uma doença, viverem uma tristeza importante, silenciarem o mundo, para pensarem sobre si mesmas. O problema, porém, é que o indivíduo, ao fazer isso, contraria a lógica da sociedade contemporânea, que exige que estejamos sempre felizes, disponíveis, produtivos e proativos. Um estado simplesmente insustentável.

Afinal, somos compostos das coisas positivas e negativas que sentimos. Assim como ter contato com as coisas boas da vida é crucial para o nosso desenvolvimento, ter contato com as ruins também é. Portanto, não evite sentir tristeza, medo, raiva ou desesperança. Acolha esses sentimentos. Vivencie-os. Converse com eles. Entenda de onde eles vêm e o que eles querem dizer.

A positividade tóxica é um fenômeno cultural que gera culpa, porque nos diz: "Se você seguir esse roteiro, terá êxito". Acontece que a vida e o câncer são muito mais complexos do que os roteiros da positividade tóxica. Não há fórmula para tirar o câncer de letra, nem para ser feliz. A única maneira possível de passar por essas experiências é ter entrega total ao presente, sabendo que cada dia é um dia e que não é porque o hoje foi ruim que o amanhã também será.

Ditas todas essas coisas, você pode estar se perguntando: "Se não devo usar termos bélicos, comparar casos, dizer que sei pelo que o paciente oncológico está passando, oferecer soluções alternativas, falar que o câncer é um carma, perguntar sobre o prognóstico, perguntar 'tudo bem?' e exigir que a pessoa esteja de bom humor... O que, então, eu devo fazer?".

Apesar de o câncer ser um tema sensível, com o qual não temos habilidade e que exige uma grande reorganização não só do paciente, mas também daqueles que o rodeiam, a saída não é tão complexa. Ela está na escuta verdadeira e generosa.

Estar diante de alguém com câncer é estar diante de um indivíduo em crise. Portanto, reserve tempo de qualidade para estar com o paciente oncológico e para escutar o que ele tem a dizer naquele momento. Em vez de presumir do que ele precisa, assuma que você não sabe, pergunte e esteja pronto para a mais variada gama de respostas. *Preciso de silêncio. Preciso desabafar. Preciso chorar. Preciso rir. Preciso descansar. Preciso me distrair. Preciso de uma comida bem gostosa. Preciso dar uma volta.*

Coloque-se à disposição da pessoa, mas tente não usar frases muito amplas, como "qualquer coisa estou por aqui". Experimente dizer: "Pode ser que, ao longo do processo, você viva momentos de desespero. Nessas horas, pode me ligar". Quanto mais específico você for, mais a pessoa vai se recordar de você quando estiver vivendo aquela cena e mais segura estará para contar com a sua ajuda.

No mais, pense que existe uma tríade de ouro que pode guiar tudo o que fazemos na vida – inclusive o que falamos para quem está com câncer: bom senso, sensibilidade e empatia. Se adicionarmos uma pitada de amor, melhor ainda. Sobretudo em situações delicadas.

Lembre-se, por fim, de que o paciente oncológico é uma pessoa comum. Que o câncer não a define. Que ela pode – e precisa – falar sobre outras coisas para além da doença. Que ela tem uma história pregressa que o câncer não apaga. Que ela tem sonhos futuros que o câncer pode até abalar, mas não anular. E que você está intimamente conectado a ela por um fator comum a todos os que estão vivos: a possibilidade da morte.

Portanto, aprenda com o paciente oncológico. Ele pode lhe ensinar a valorizar o agora. A acolher os sentimentos ruins. A fazer pausas. A respeitar os seus limites. A comemorar as pequenas vitórias. A refletir sobre como você quer viver o tempo que lhe resta.

capítulo 9
a vida é aqui e agora

O ser humano é um eterno insatisfeito.

Você provavelmente já escutou ou leu isso em algum lugar.

A gente conquista o emprego dos sonhos, mas depois de três meses ele não parece mais o suficiente. Aí a gente compra o carro do ano, que, 15 mil quilômetros rodados depois, se mostra apenas mais um meio de transporte como outro qualquer. Então, a gente muda de cidade, para um ano mais tarde já não aguentar mais frequentar os mesmos lugares e ver as mesmas pessoas. E quando a gente encontra o amor da vida, é questão de pouco tempo até que o hábito inofensivo que ele tem de deixar a toalha molhada em cima da cama se torne um defeito insuportável.

Nunca satisfeitos com uma conquista, já nos apossamos dela pensando na próxima. A próxima viagem, o próximo fim de semana, a próxima compra. A próxima música preferida, quando nem sequer decoramos a letra da que está tocando agora. Engolimos uma novidade atrás da outra, certos de que a felicidade sempre mora na novidade seguinte. E adivinhe? Ela não mora.

Reconheço a insatisfação como um dos fatores que nos trouxeram até aqui como espécie, mas também sinto como se ela fosse um tipo de armadilha. A insatisfação que nos possibilita avanços impressionantes é a mesma que ignora a grandeza dos nossos avanços. A insatisfação que nos leva a mudanças de rota é a mesma que desmerece o novo caminho, de olhos focados apenas no destino. A insatisfação que nos encoraja a dar o próximo passo é a mesma que não nos permite sequer fincar os pés no chão, como se fôssemos ratinhos na roda do laboratório.

Corremos em círculos sem jamais sair do lugar, até percebermos que satisfação não tem a ver com grandes avanços, mudanças de rota ou próximos passos – mas com a maneira como cada célula nossa vibra com cada um desses movimentos. Tudo está dentro de nós: a insatisfação e a felicidade.

Os mais sábios já tentaram diversas vezes nos ensinar essa lição, de uma forma ou de outra. Para o poeta brasileiro Carlos Drummond de Andrade, "ser feliz sem motivo é a mais autêntica forma de felicidade".[46] Já o filósofo alemão Arthur Schopenhauer concluiu que "a nossa felicidade depende mais do que temos nas nossas cabeças do que nos nossos bolsos".[47] No entanto, é de Fernando Pessoa, o poeta português dos heterônimos, a citação que mais ressoa na minha vivência: "às vezes ouço passar o vento; e só de ouvir o vento passar, vale a pena ter nascido".[48]

---

46 DE ANDRADE, Carlos Drummond. **O avesso das coisas: Aforismos.** São Paulo: Companhia das Letras, 2019.
47 SCHOPENHAUER, Arthur. **Aforismos para a sabedoria de vida.** São Paulo: L&PM, 2014.
48 Adaptação do poema "A espantosa realidade das cousas", de Alberto Caeiro.

Estava tudo ali, diante dos meus olhos. Infelizmente, essa lição eu não aprendi pelo amor.

Durante muito tempo – para ser mais exata, até os meus 44 anos –, eu não sabia exatamente o que era a felicidade. Já a havia experimentado, é claro. Até por ser uma pessoa bastante otimista, posso dizer com segurança que fui muito mais feliz do que triste na vida. Antes do câncer, porém, a felicidade me parecia um estado muito volátil. Fácil de ser atingido, difícil de ser mantido. Eu gastava muita energia para tudo. Inclusive para ser feliz.

Até que tive uma experiência que me ameaçou a vida. A princípio, me senti devastada. Sem chão. Desacreditei. Senti dores. Remoí todas elas. Odiei. Me ergui diante do que eu chamava de inimigo. Me armei até os dentes para combatê-lo. Até que recebi o fatídico vídeo da Monja Coen. E, embora ele tenha sido fundamental para a minha virada de chave, neste ponto do meu relato, preciso confessar: não foi ele quem me transformou.

Eu poderia ter assistido àquilo e continuado inundada de raiva, convicta de que aquela era a mensagem certa na hora errada. Ou ter me comovido temporariamente, até que outro conteúdo no feed de uma rede social qualquer me distraísse e as palavras iluminadas da Monja Coen fossem perdendo o brilho e a cor, assim como tantas coisas que já mexeram conosco, mas que hoje apenas habitam as gavetas de memória que a gente não tem coragem de revirar.

Acontece que ali, naquele dia banal, dentro de uma agência dos Correios, eu não apenas assisti a um vídeo, mas também refleti sobre ele. Ao realizar essa reflexão, eu me permiti começar a ser transformada por ele. E, ao abrir o meu coração e a minha mente para aquele conteúdo, eu também agi. Empreendi um esforço tão inteligente, mas tão inteligente, que nem o câncer resistiu.

Enquanto ele esperava que eu me apequenasse diante dele, eu me agigantei e o reduzi aos seus poucos milímetros. Enquanto ele tinha certeza de que eu me amedrontaria com a sua presença, deixei que a minha vulnerabilidade me fizesse ainda mais corajosa. Enquanto ele achava que o combateria com todas as forças, eu me desarmei e me sentei na primeira fileira para ouvir tudo o que ele, o professor mais rigoroso que passou pela minha vida, tinha a dizer.

Ele me disse muito. As melhores coisas, da maneira mais dura possível. Eu, boa aluna que sou, tomei nota. Coloquei em prática. Não fugi de nenhum teste. Hoje, depois de cinco anos, estou finalmente graduada. E, em celebração à minha graduação, ofereço este livro, em que compartilho o que fiz e sigo fazendo na minha jornada de cura. Em especial, aproveito este último capítulo para organizar os dez principais aprendizados que tive na minha jornada, na esperança de que eles inspirem você a empreender escolhas mais inteligentes também. Porque, afinal, nada resiste a um esforço inteligente. Nem mesmo o câncer.

APRENDIZADO Nº 1: **Beba a vida de canudinho**

Durante muito tempo, eu tive o hábito de engolir a vida de uma vez só, como quem toma um copão d'água depois de correr uma maratona. Em vez de sentir a água molhando a minha boca, hidratando a minha garganta e me refrescando por dentro, eu só queria parar de sentir sede.

Quando desacelerei, porém, percebi que o meu problema não era a sede, mas a ansiedade. Sede eu tenho até hoje – de viver, viajar, realizar sonhos, curtir bons momentos com a minha família, experimentar novas possibilidades profissionais –, e toda sede merece ser saciada. No entanto, a ansiedade – essa coisa de dar um gole maior do que a boca e acabar me molhando inteira – eu deixei para trás.

Percebi que o sabor de um prato de arroz e feijão vale tanto quanto a fome que ele mata. Que a intensidade de um bom vinho vale tanto quanto o relaxamento que ele promove. Que a beleza das paisagens da serra vale tanto quanto a areia branca e o mar azul da praia. Enfim, que a felicidade não está apenas nos grandes marcos, mas também em cada passo que damos a caminho deles.

Hoje, depois de um câncer, posso dizer que finalmente estou acordada, viva e consciente para valorizar as coisas mais simples e prazerosas da vida. Cada acontecimento, bom ou ruim, precisa ser contemplado. Cada dia precisa ser aproveitado. Cada gota importa. Por isso, resolvi sorver a vida de canudinho.

APRENDIZADO Nº 2: **Não seja esponja; seja filtro**

Às vezes, me parece risível que eu tenha tido que passar por um câncer para aprender que é impossível abraçar o mundo. Porque eu sempre soube bem que a vida é feita de limites. Curiosamente, porém, até os meus 44 anos, achei que eu fosse capaz de transcender todos eles.

Eu sempre fui a mulher que oferecia a solução mais certeira para o problema mais cabeludo. A amiga que escutava todos os lamentos já pronta para dar uma palavra de conforto. A profissional que saltava com dedicação e confiança, independentemente de quão alta estivesse a barra. Em suma, a pessoa que absorvia todos os problemas e necessidades – e se sentia na obrigação de dar um encaminhamento para todos eles. Uma perfeita esponja.

O câncer me ensinou, porém, que estabelecer prioridades precisa ser prioridade na vida de qualquer um. Desde então, eu disse inúmeros "nãos", como já contei previamente aqui neste livro. Deixei de cultivar pessoas que não me acrescentam em nada. Abri mão de projetos profissionais – como uma clínica de estética que ia muito bem aqui no Rio de Janeiro. Comecei a admitir que eu não tinha a solução para todos os problemas de todas as pessoas.

Deixei de ser esponja e passei a ser filtro, escolhendo com mais critério o que vale a minha dedicação e o que não vale. E só assim consegui priorizar o que sempre mais importou na minha vida, por mais que não percebesse: eu mesma.

APRENDIZADO Nº 3: O segredo não está em encontrar as respostas, mas sim em fazer as perguntas certas

"Por que não eu?" em vez de "Por que eu?". "Como eu quero viver?" em vez de "O que eu quero viver?". "O que faz sentido para mim?" em vez de "Qual é o sentido da vida?". Esses são apenas alguns exemplos de como o câncer me levou a fazer as perguntas certas. E esses foram trajetos que eu só pude percorrer porque encarei o câncer como um professor. O inimigo a gente já chega atacando. Com o professor, por mais cruel que ele seja, a gente aprende.

Por isso, eu digo: encare as adversidades como professoras. O câncer, assim como qualquer situação-limite, pode nos dizer o que estamos fazendo de errado. O que precisa ser corrigido. A melhor forma de viver a vida. O que nos separa da nossa melhor versão. O que, em nós, está reprimido, negligenciado ou esquecido. O potencial pessoal, profissional, amoroso e humano que estamos desperdiçando. O momento em que deixamos de ser nós mesmos. De nos cuidar, de nos amar, de nos colocar em primeiro plano.

São tantas as perguntas que podemos fazer para os nossos visitantes indesejados... Que não desperdicemos essa oportunidade. E que estejamos de ouvidos bem atentos para escutar o que eles têm a nos dizer.

APRENDIZADO Nº 4: **Viver é arte, errar faz parte**

Eu devia ter uns 7 anos. Estava dentro do carro com a minha mãe, a caminho da escola. Era dia de prova. Eu desesperada, aos prantos, e minha mãe tentando a todo custo me acalmar:

— Por que você está chorando, Ana? Você é estudiosa, dedicada. Sabe toda a matéria.

— Eu não sei nada — respondia, soluçando e duvidando de mim mesma.

Na porta da escola, eu ainda chorava. A professora, preocupada, perguntava para a minha mãe:

— Por que a Ana Beatriz está chorando?

— Porque eu não sei nada — eu respondia, sem dar a menor chance de a minha mãe sair em minha defesa.

— Calma, Ana. Vamos fazer a prova.

A professora me conduzia até a sala de aula, eu fazia a prova e, para surpresa de ninguém, tirava dez.

Isso não aconteceu uma, nem duas, nem três vezes. Foram dezenas. Todo dia de prova era o mesmo martírio. E todo dia de pegar o boletim era a mesma felicidade. Uma enxurrada de notas azuis.

Essa rotina me marcou tanto que um dos pesadelos recorrentes da minha vida, até meus 20 e poucos anos, era fazer prova. Afinal, quem passa por uma prova está sujeito a falhar – e eu não me permitia falhar. Desde pequena, vesti a carapuça da pessoa perfeita: a criança que não dava trabalho, a aluna exemplar, a adolescente responsável, a mulher impecável, a apresentadora versátil.

De tanto me cobrar para atingir uma perfeição inatingível, eu me tornei extremamente tóxica comigo mesma. Até que tive um câncer. A duras penas, aprendi a pegar mais leve e a ser mais carinhosa com a pessoa mais importante da minha vida: eu.

Assim como todo e qualquer ser humano, eu já errei e ainda vou errar muito, mas sei que meus erros não me definem. Antigamente, eu me punia por eles. Hoje, extraio os aprendizados necessários e sigo em frente, sem dar atenção demasiada às críticas – principalmente às "destrutivas", de quem nunca me ajudou a construir nada.

Se eu errei, caguei. Se eu virei meme, amei!

APRENDIZADO Nº 5: **Cada coisa tem seu tempo**

Querer controlar o tempo das coisas é tão estúpido quanto plantar uma semente e ficar revirando a terra na expectativa de que essa ação, que certamente comprometerá o cultivo, faça a árvore crescer mais rápido.

Quando entendi que a natureza tem seu tempo de florescer e que eu também sou natureza, aprendi a desacelerar. Eu, que sempre corri, com pressa de chegar a cada destino, compreendi que o verdadeiro poder está em dar um passo de cada vez. Porque, quanto mais eu corria para driblar o tempo, mais me distanciava de mim mesma. De ser mais autêntica, vulnerável, humana. E mais eu fechava os olhos para a verdade absoluta: eu não estava no controle de nada.

O câncer me ensinou, definitivamente, que tudo tem seu tempo. Por diversas vezes, me senti impotente por não conseguir acelerar a cura, como sempre fiz com todas as outras coisas. Fui obrigada a ter paciência e a aceitar que, como tudo na vida, o câncer tem seu tempo de chegar, ficar e sair.

É, câncer, embora eu quisesse chutar o seu traseiro assim que você apareceu, entendi que o seu tempo foi necessário para eu me curar de você e, acima de tudo, de mim mesma. Pode parecer paradoxal, mas graças a você eu curei a minha vida.

APRENDIZADO Nº 6: **Deus está dentro de cada um de nós**

Algumas semanas depois de me sentir devastada e sem chão com o meu diagnóstico, surpreendentemente, o câncer se tornou a mão que me ajudou a acabar com o meu autoabandono e que me fez voltar a gostar mais de mim mesma. Afinal, se eu sou filha de Deus, carrego comigo uma parte Dele. E se Deus é amor, eu também mereço ser amada.

Aquele reencontro que tive com a minha fé dentro da sala pré-operatória, minutos antes de fazer a cirurgia de extração do tumor, foi, na verdade, um reencontro comigo mesma. Ali, eu percebi que a minha fé só havia esmorecido porque a minha luz estava se apagando. E que, se quisesse receber a iluminação divina, eu precisaria, em primeiro lugar, reacender a luz que mora dentro de mim.

Não é fácil, sobretudo quando estamos desconectados da nossa essência, mas é possível. Se você quiser tentar, pare de ler agora. Respire fundo, feche os olhos e, se possível, saia ao sol. Deixe que o astro-rei esquente o seu corpo... Sinta essa presença. Lembre-se de que cada raio de sol é uma manifestação de Deus aquecendo você e acendendo, aí dentro, a sua luz. Ela existe. Deixe que ela entre e fique. Que ela invada seu corpo, suas células, seu coração e sua alma. É curativo. Prazeroso. Agradável. Um afago que você merece.

Sempre que faço isso, me sinto mais viva, porque tenho a certeza de que Deus não mora apenas dentro da igreja, mas sim dentro de todas as coisas. Inclusive de mim. Ele está e sempre esteve aqui. Mesmo que, às vezes, eu tenha me sentido abandonada. Por mais católica que eu seja, preciso admitir: o câncer me trouxe dúvidas sobre Deus e Suas escolhas. Por que eu? Como o Senhor Todo-Poderoso deixou isso me atingir? Por que deixou acontecer?

Foi só depois de cinco anos de tratamento que por fim compreendi: o câncer veio para me despertar para uma nova vida. Não foi do jeito que eu esperava, mas, no fundo, agradeço a Deus por esse renascimento e por essa nova oportunidade de me amar profundamente e de poder viver os próximos anos com toda a sabedoria adquirida.

———

APRENDIZADO Nº 7: Com sonho não se brinca

Sempre sonhei em ir para o Japão no período de florescimento das sakuras, as famosas cerejeiras que tanto vi em filmes e desenhos. No entanto, o meu comprometimento com o trabalho era tão grande que alguns sonhos, como esse, foram repetidamente postergados. Falta de tempo, eu dizia.

Até que o câncer veio e, ao mesmo tempo que me mostrou a necessidade de desacelerar, me lembrou que, para certas coisas, como a realização dos nossos sonhos, não há tempo a perder. Por isso, prometi a mim mesma que, se eu me curasse, teria mais dedicação e cuidado com os próprios sonhos.

Tive a plena certeza de que o primeiro deles deveria ser a viagem ao Japão quando entrei pela primeira vez na sala de radioterapia, em setembro de 2018. Tensa, já havia planejado tudo: fechar os olhos e mentalizar a radiação me curando, enquanto eu conversava com cada célula do meu corpo – exatamente como fiz durante as seis sessões de quimioterapia.

No entanto, quando me deitei na maca para receber a primeira dose de radiação, meus olhos se fixaram e se perderam no teto. Bem em cima de mim, havia a imagem de uma cerejeira florida, igualzinha àquelas que eu tanto sonhava em conhecer de verdade. Foi aí então que estabeleci um novo protocolo para mim mesma: nas sessões de quimioterapia, visualizei o remédio agindo sobre as minhas células; nas de rádio, eu me concentraria na realização dos meus sonhos.

Afinal, são eles que nos fazem levantar da cama e viver todos os dias.

Assim se passaram 25 sessões. De segunda a sexta-feira, durante cinco semanas, eu me deitava na sala de radioterapia, fixava o olhar na foto da cerejeira estampada no teto e me teletransportava para o Japão. Em abril de 2019, um ano depois do meu diagnóstico e seis meses depois da minha última sessão de radioterapia, eu estava no Japão, rodeada de cerejeiras floridas.

A floração das sakuras marca o fim do inverno e a chegada da primavera no hemisfério Norte. Elas ficam pouco tempo floridas, porque cada flor dura apenas três dias. Por isso, para além de serem um espetáculo da natureza, elas representam a fragilidade e a efemeridade da vida, mas também a renovação e a esperança. Ou, como diz o lema dos samurais: viver o presente sem medo.

Ao me deparar, finalmente, com as sakuras recheadas de flores, caí no pranto. Era emocionante demais pensar que, meses antes, eu via aquela mesma imagem, só que em fotografia, deitada no equipamento de radioterapia...

A guia turística japonesa que nos acompanhou durante o passeio não entendeu nada, mas eu não estava nem aí. Vivi intensamente cada momento desse primeiro e tão sonhado encontro, que sempre pareceu tão distante, mas que agora estava tão perto. Ao toque das minhas mãos.

Acariciei. Cheirei. Me deitei no chão sob uma cerejeira e senti o perfume dela no ar; deixei-me envolver pelo som que seus galhos e folhas faziam ao serem tocados pelo vento e pela poética chuva de sakuras que caíam sobre mim depois de terem cumprido o seu ritual de vida na Terra. Naquele momento, me senti inundada de gratidão. Gratidão por estar viva e por ter realizado o sonho de vê-las em plena celebração de beleza, feminilidade, renovação e esperança.

APRENDIZADO Nº 8: **Vulnerabilidade é fortaleza**

O câncer, como qualquer outra experiência que ameaça a vida, é mais do que uma doença. Ele é uma oportunidade de mudar. De se tornar mais de você mesmo – e nunca menos.

Com ele, aprendi que esconder as minhas vulnerabilidades era, na verdade, me diminuir e esconder o melhor de mim: a minha humanidade. Sou, sim, uma mulher bonita, talentosa e bem-sucedida, mas também tenho as minhas cicatrizes e linhas de expressão. Tenho inabilidades. Tenho projetos que não deram certo. E nada disso me faz menos bonita, talentosa ou bem-sucedida.

Ironicamente, precisei chegar ao ápice da minha impotência para perceber que o meu único superpoder é ser deliciosamente humana.

APRENDIZADO Nº 9: Quem procura acha – e quem acha cura

"Quem procura acha" é um ditado popular usado com uma conotação pejorativa na maioria das vezes, como se quem o proferisse quisesse dizer: "Aquiete-se! Contenha a sua curiosidade! Uma hora você vai encontrar um problema para resolver, e só aí vai sossegar".

No entanto, mergulhar profundamente em nós mesmos é também um ato de amor-próprio. Porque, quando nos vasculhamos nos mínimos detalhes, resgatamos, dentro de nós mesmos, tesouros que desconhecemos e perigos que exigem precaução.

Se eu não tivesse me entregado a um intenso processo de autoconhecimento depois do diagnóstico, talvez hoje não estivesse aqui para contar a minha história. Se eu não me dispusesse a refletir intimamente sobre tudo o que passei nos últimos cinco anos, este livro não teria ganhado vida. E antes de qualquer coisa, se eu não insistisse em entender por que aquele cisto no meu seio me incomodava tanto, eu só teria descoberto o câncer de mama mais tarde, num estágio mais avançado e mais difícil de tratar.

Por isso, incentivo você a procurar saber de tudo a seu respeito. Quem procura realmente acha, mas só quem acha é que pode curar.

APRENDIZADO Nº 10: **Transformar as coisas é mais potente do que combatê-las**

A raiva pode ser um ótimo combustível para a ação – quantas vezes não agimos na famosa força do ódio, não é mesmo? Acontece que nem tudo é questão de força. Tem muita coisa que é questão de jeito. A maioria das coisas, na verdade.

O grande ponto de virada não só dos meus últimos cinco anos, mas da minha vida, foi entender que eu jamais me curaria das minhas feridas mais profundas na base do ódio.

Se eu tivesse odiado o câncer, não teria dialogado com ele – muito menos aprendido tudo o que ele tinha para me ensinar. Se eu tivesse odiado o câncer, teria entrado em profundo desequilíbrio – e estaria sujeita a despencar da corda bamba direto para o precipício a qualquer momento. Se eu tivesse odiado o câncer, teria dado a ele um tamanho muito maior do que ele realmente tinha – e, decerto, viveria até hoje na sombra do medo.

Se eu tivesse odiado o câncer, enfim, não teria deixado que ele curasse a minha vida. Por isso, preferi transformá-lo. Não o amo, nem nunca o amarei. Mas sou grata por todos os aprendizados que ele me trouxe.

Inclusive o de que transformar as coisas é mais potente do que combatê-las.

É assim, nesse tom reflexivo, que vou encerrando a aventura excepcional, mas também bastante dolorosa, de escrever este livro. Toda a minha jornada como paciente oncológica foi permeada por atos de coragem. E, sem dúvida, um dos maiores foi rememorar cada passo dessa história para poder compartilhá-la com o mundo.

Espero, do fundo do meu coração, que a minha experiência possa servir como inspiração para você, que me acompanhou até aqui. Eu sei que parece muita coisa para entender, aprender, refletir e aplicar. E é mesmo. Para mim também foi. A dica é não ter pressa e entender que, como todo processo, superar adversidades é algo que se faz na miudeza do passo a passo.

E, antes de encerrar a nossa conversa, eu gostaria de propor um último exercício.

Como você descobriu ao longo desta leitura, acredito com todas as forças no poder da mentalização. Quando organizamos os nossos pensamentos visando a um grande objetivo, assumimos o protagonismo do processo e canalizamos as nossas energias para transformar a realidade. Por isso, independentemente dos problemas que afligem você e de quão impotente você se sente diante deles, imagine que eles estão indo embora. Que você, por fim, superou o grande obstáculo que um dia já lhe pareceu intransponível.

Com essa imagem em mente e essa sensação no corpo, pegue um papel e uma caneta e escreva uma carta de despedida, dizendo adeus às suas adversidades. Seja sincero. Seja visceral. Seja você mesmo. Derrame todas as suas dores sobre o papel. Ponha para fora o que ficou guardado durante tanto tempo. Chore se der vontade, mas escreva. E escreva livremente, sem se ater à caligrafia, à ortografia ou à quantidade de linhas.

Não é fácil, eu sei. Tanto é que eu mesma só fui concluir esse exercício enquanto escrevia estas páginas, cinco anos depois do pior dia da minha vida, o dia do diagnóstico. No entanto, o alívio e a renovação que ele pode promover são gigantescos. Acredite em mim.

E caso esteja precisando de um empurrãozinho ou de uma dose de coragem, me despeço oficialmente de você deixando à disposição a carta que eu escrevi, com toda a honestidade possível, para o câncer – essa doença que, apesar de indesejada, inconveniente, cruel, dolorosa e desconcertante, me ensinou uma porção de coisas que eu precisava aprender.

carta ao câncer

Câncer,

Há muito tempo penso em escrever esta carta para você. Fiquei refletindo por que demorei tanto e cheguei à conclusão de que precisava cruzar a linha de chegada da vitória, da minha cura total, para ser o mais honesta e justa possível com você.

Perceba que não comecei esta carta lhe tratando como "caro" ou "querido". Mas reconheço que poderia ter escrito algo como "respeitável câncer". Não que eu respeite a sua visita indesejada ou a dor que você me causou, me tirando a saúde e me desestabilizando completamente. Mas a forma como você foi capaz de me ensinar coisas tão importantes e especiais para minha vida – isso, sem dúvida, é respeitável.

O que já é muito! Não se precipite esboçando um sorriso ou algo parecido. Não é isso o que você merece. Mantenha-se no seu lugar e na postura sisuda que você sempre teve, porque não: você não está ganhando a minha amizade, nem sequer o meu carinho. Tapinha nas costas? Nem isso!

Você foi muito duro comigo. Muito. O professor mais difícil que eu já tive na vida. Ninguém, por mais carrasco que seja, vai te superar. Sei que ser assim faz parte do seu "trabalho". E como aluna dedicada, focada e disciplinada que sou, resisti bravamente às inúmeras provas cabeludas que você me impôs sem nem ter tido sequer a chance de me preparar.

Confesso que, no primeiro dia de aula, cheguei a pensar que não passaria. Que, pela primeira vez na minha vida, seria reprovada. Mas, apesar do seu humor e educação péssimos, consegui enxergar nas entrelinhas que, por trás de todo esse terror que você promove por onde passa, havia algo bom e importante para eu aprender com você. Bastava prestar mais atenção ao que acontecia à nossa volta.

O meu diploma de graduação é a minha vitória, a aprovação em uma matéria na qual eu nunca quis me inscrever. A minha verdadeira conquista, entre tantas coisas boas, é ter me tornado uma pessoa muito melhor para o mundo, mas, principalmente, para mim mesma.

Por que você apareceu eu não sei, mas sei por que você está indo embora: porque eu tive muita fé! Tive muita ajuda e amparo. Amor. Acesso a um tratamento de saúde digno. E a sabedoria de lhe tratar com respeito e como professor, em vez de um carrasco ou um algoz.

No início, cheguei a bradar por aí que você merecia uma morte terrível, um final péssimo. Decidi que seria impiedosa com o impiedoso. Declarei guerra quando, na verdade, eu só queria paz e livramento.

Em tempo, mudei o tom. O discurso. Você não merecia se achar tão poderoso ou maior do que é – muito menos maior do que eu. Só que, declarando-o como inimigo, eu estava lhe dando esse poder. E, dessa forma, nunca conseguiríamos ter um diálogo apropriado para o desfecho de hoje. Por isso, dispensei o ódio e convoquei as minhas novas amigas, transformação e paciência, para me ajudarem.

Decidi, então, passar os últimos cinco anos da minha vida aprendendo tudo o que você tinha para me ensinar. Até que, finalmente, acabou.

Acabou!

A-CA-BOU!

EU CONSEGUI!!!

Eu fui capaz de resistir, de aprender com você e... Acabou! GAME OVER.

Embora a minha vontade um dia já tenha sido te dar um chute no traseiro, vou fazer bom uso da sabedoria adquirida e da minha educação habitual e lhe convidar a se retirar. E você, por favor, saia definitivamente da minha vida.

ATÉ NUNCA MAIS!
Grata pelo que me tornei por sua causa,
Ana

Doe agora e salve vidas

Site: www.protea.org.br
Redes sociais: @institutoprotea

Editora Planeta Brasil | 20 ANOS

Acreditamos nos livros

Este livro foi composto em Sabon e Didot e impresso pela Gráfica Santa Marta para a Editora Planeta do Brasil em agosto de 2023.

Até nunca mais!

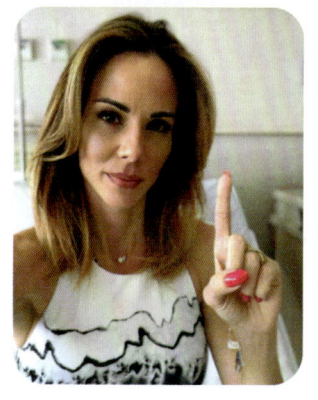

Autoexame.

O autoexame é o primeiro passo para perceber alterações nas mamas. Caso ache algo estranho, procure um mastologista, como eu fiz. Foram muitas etapas até chegar a primeira quimioterapia. Durante essa fase inicial, a força e o carinho que recebi – de familiares, amigos, médicos e todos que me enviaram mensagens – foi essencial.

A sensação após a segunda quimioterapia é que ela foi mais fácil do que a primeira. Nessa foto, estou sendo preparada para a crioterapia, após a terceira sessão. É uma técnica de resfriamento dos bulbos capilares através do resfriamento do couro cabeludo a temperaturas muito baixas, com o objetivo de diminuir a queda de cabelo por impedir que alguns agentes da quimioterapia cheguem até essa área do corpo.

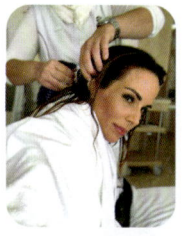

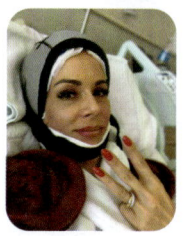

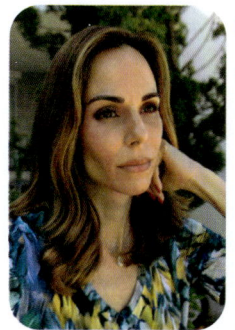

O futuro não está escrito!

O futuro pode ser desejado, mas não está escrito... E tudo o que acontece tem um propósito maior. O câncer não é mais o meu vilão. Ele se tornou o meu professor. E como boa aluna que sempre fui, tenho aprendido cada lição com a sabedoria que nem eu sabia que possuía. Abra-se para se redescobrir, se reconectar consigo e reaprender a viver. Essa tem sido uma oportunidade extraordinária para me amar e me conhecer cada dia mais.

Meu maridão parceiro!

Melhor amigo e apoiador. Indo para São Paulo para me acompanhar para mais uma sessão de quimio. Amo muito!

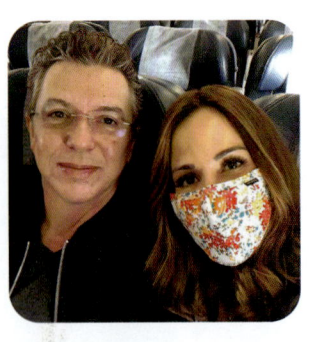

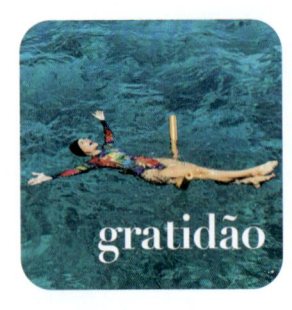

gratidão

Agradecendo por estar aqui! Esses foram os 10 minutos de sol e mar mais maravilhosos e intensos da minha vida! Agora, mais do que nunca, valorizo cada coisa, cada situação simples do dia a dia. Passear no sol, caminhar ao ar livre, subir escadas, correr... nesse momento tudo era diferente e mais cansativo. Confiei em Deus que tudo isso se tornaria lembrança dessa lição valiosa de vida que vivi.

Viver ou morrer? Eu decido diariamente por viver! Sem dúvida alguma. Embora o câncer tenha colocado a realidade da morte diante de mim, eu não me abati. Não desisti! Não me entreguei! Mas não a neguei... afinal, ela é uma verdade da nossa natureza. A negação é debilitante e nos afasta da verdade das coisas, atrapalhando a nossa capacidade de reação.

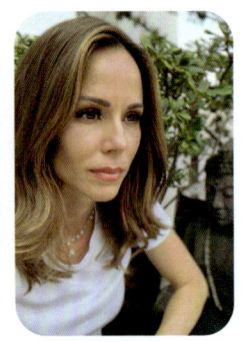

Reaja e decida viver!

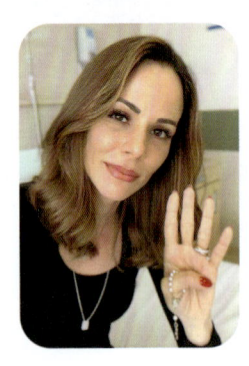

Menos uma...

Nessa foto eu me encaminhava para a quarta sessão de quimioterapia, ou melhor: **"Menos uma"**, como preferia dizer! Um dia de cada vez... Renovava minha fé e minha certeza de cura a cada etapa do tratamento. Mais uma semana de luta me esperava, mas o mais importante é que eu não estava sozinha. Ao meu lado tive o amor de minha família e amigos, além do carinho imenso de todos que acompanharam minha jornada dia após dia.

A caminho de São Paulo para a minha quinta sessão da vitória! Me preparando para mais um dia de tratamento e uma semana de luta, mas sempre fortalecida pelo carinho de todos e do meu supercompanheiro e marido, que está ao meu lado em todos os momentos!

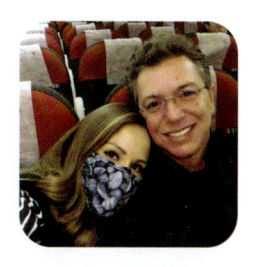

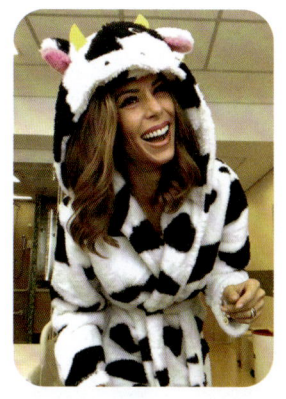

Bom humor também é remédio no caminho para a cura!

Tirei essa foto para marcar o final da quinta sessão da vitória. Sim, vitória! Acho muito importante sempre me cercar de pensamentos e energias positivas. Não ia para as sessões apenas para aplicar um remédio. Estava em busca da minha cura! Da minha vitória! Pois eu já era vitoriosa.

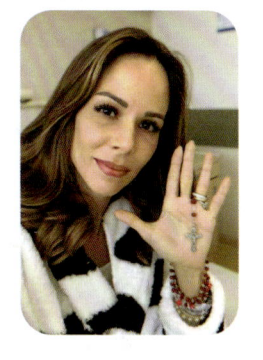

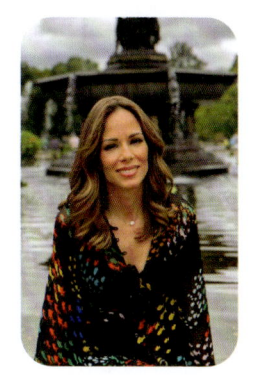

Também tenho os meus momentos tristes e de dor física e me permito sentir. Faz parte. É humano e fortalecedor, ao contrário do que imaginamos. Se entristecer não é fraqueza. Sentir dor não é uma escolha. Sorrir e ver o lado bom da vida, mesmo nos momentos de fragilidade, é uma escolha e se torna fundamental quando se "quer estar vivo". Viver na plenitude tem sido o meu lema. Na alegria, na tristeza, na dor e na fraqueza... Vamos viver um dia de cada vez como se fosse o último. Mesmo que esteja "nublado", como hoje.

Eu me permito sentir.

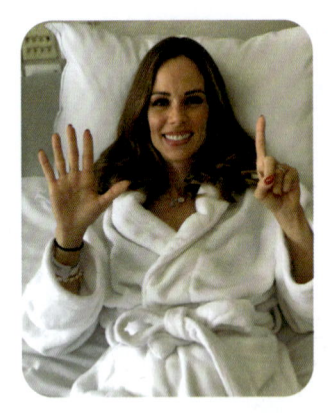

Vitória!

O meu sentimento no momento da minha sexta e ÚLTIMA quimio. Passar por tudo o que passei não foi fácil, mas foi possível graças ao amor e ao carinho da minha família, dos amigos e de todos que me apoiaram. Última sessão da vitória!

#INCHARGE

Não importa para qual direção a vida nos leve, desde que estejamos no comando. Sempre! Seja dona de si, do seu corpo, dos seus desejos e sonhos, das suas escolhas, decisões e mudanças, da sua existência e do caminho que quer trilhar. Seja sua guia!

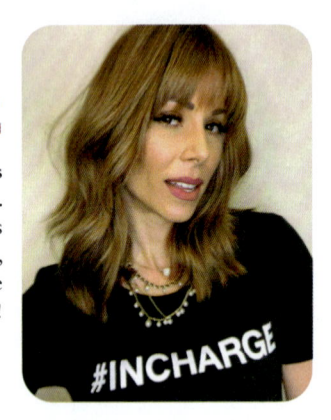

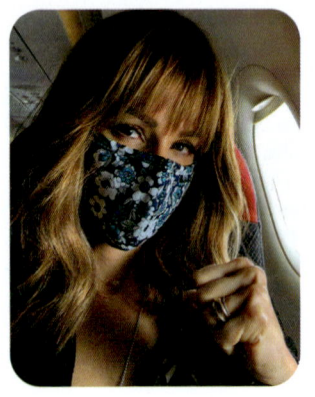

Essa foto marca os exatos seis meses da minha cirurgia. Eu me preparava com força, fé e coragem para enfrentar uma bateria de exames para saber se estava tudo bem. E assim serão os meus próximos anos. Não me amedronto, nem desanimo ou enfraqueço, pois só visualizo a possibilidade da vitória à minha frente.

Força, fé e coragem!

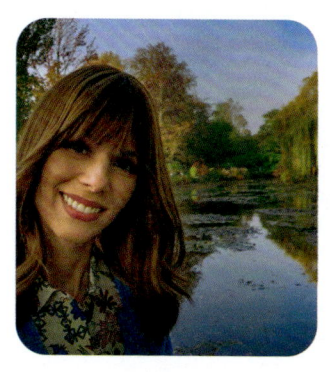

Agradecer mais,

olhar a vida e as pessoas com mais cuidado, viver cada dia intensamente, apreciar mais as pequenas coisas... renascer! No meio de tantos sentimentos e aprendizados, renasci. No dia 22 de outubro de 2018, celebrei minha primeira primavera depois do diagnóstico. Não existe maior dádiva do que celebrar a vida e, nesse dia, esse sentimento foi mais especial, significativo e gratificante para mim.

Mais um passo nessa minha jornada de luz.

Iniciava aqui mais uma etapa no caminho para a vitória, a radioterapia. Essa doença é uma pós-graduação intensa sobre a vida. A minha vida se transformou completamente. Virei paciente, conselheira, inspiração; fui frágil, forte, guerreira e corajosa. Muito corajosa. **Essa é a mais nova marca que ganhei dela.** Curiosamente, uma cruz marca os pontos de radiação na radioterapia. Também vejo um sinal positivo! Tudo vai dar certo. Abençoado seja esse alvo no meu peito. Que esse feixe seja certeiro e me traga a vitória sempre.

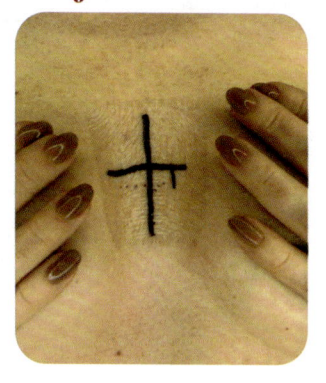

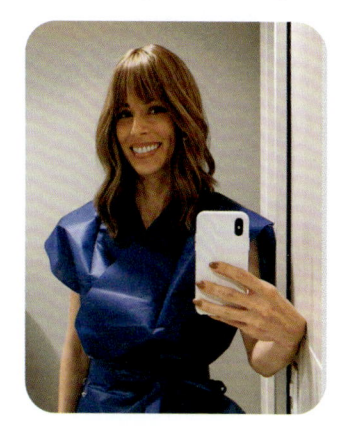

Iniciando a quarta semana de radioterapia e tá tudo bem! Mantendo muito cuidado com a pele, que fica bastante castigada pela radiação do tratamento. Segui à risca as recomendações médicas e o resultado foi uma pele saudável, até agora. Além disso, mantendo sempre a fé, confiança e esperança no sucesso do tratamento.

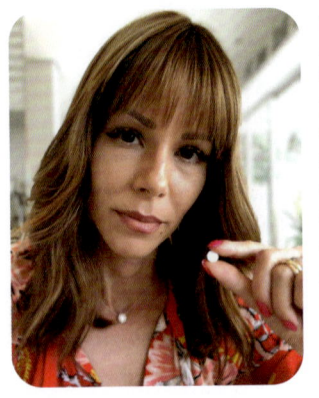

Mais um passo...

Começava nesse momento mais um passo importante para a minha cura definitiva. Por mais cinco anos a partir desse dia, tomarei Tamoxifeno, que bloqueia o estrogênio nas células mamárias, e que por isso pode ser útil na redução do risco de câncer de mama. Usado principalmente para tratar o tipo de câncer que me "visitou".

Saudade desse mar!

Após a alta médica e o final da radioterapia. Sempre com a pele muito protegida para não pegar sol onde recebi a radiação.

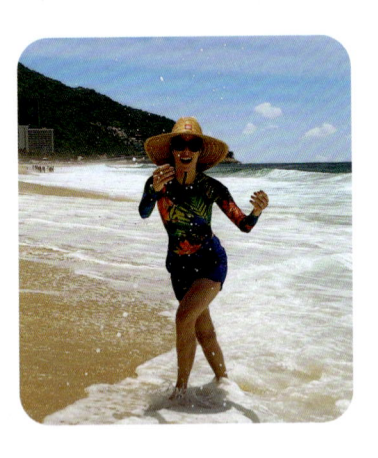

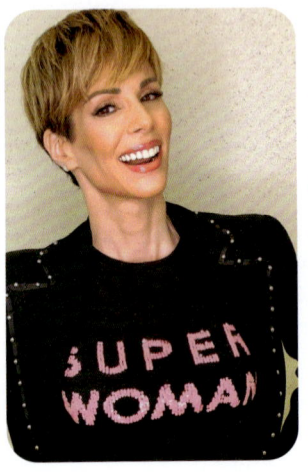

Hoje eu me sinto SUPER.

Não em poderes, mas na capacidade de escolher a minha atitude diante da vida, quaisquer que sejam as circunstâncias. "Infinitas possibilidades!" Existem ilimitadas chances de fazer algo que valha a pena e que nos leve a um estilo de vida significativo. Inúmeras possibilidades de fazer o bem e de valorizar a nossa vida. Essa também é a sua "habilidade especial". Acredite!

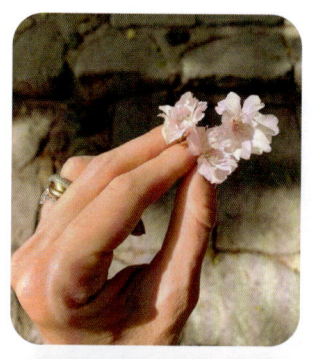

A cerejeira fica florida por pouco mais de uma semana no ano. Esse florescer tão efêmero é o que torna esse momento tão único. É o que nos faz lembrar daquilo que, com frequência, nos esquecemos: tudo nessa vida é passageiro. Os instantes, os dias, o nosso tempo. Por isso, tudo deve ser contemplado. Tudo deve ser aproveitado e vivido em sua maior intensidade. Nosso tempo é precioso e o "agora" é o melhor lugar para se estar. Seja e esteja presente. Com vontade e coragem.

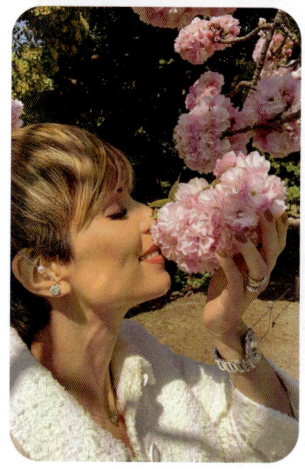

Todo dia é dia de celebrar a vida, o renascimento e o amor.

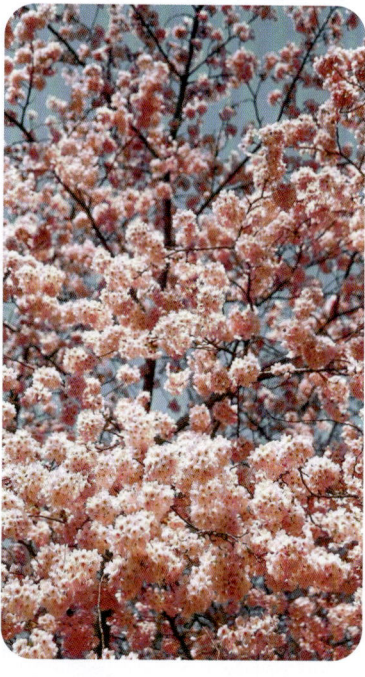

Que possamos renovar nossas energias e esperanças e relembrar a importância de agradecer por cada segundo vivido! A vida é o momento presente.

Sonhei em ver as flores das cerejeiras Sakura no Japão, e realizei esse sonho.

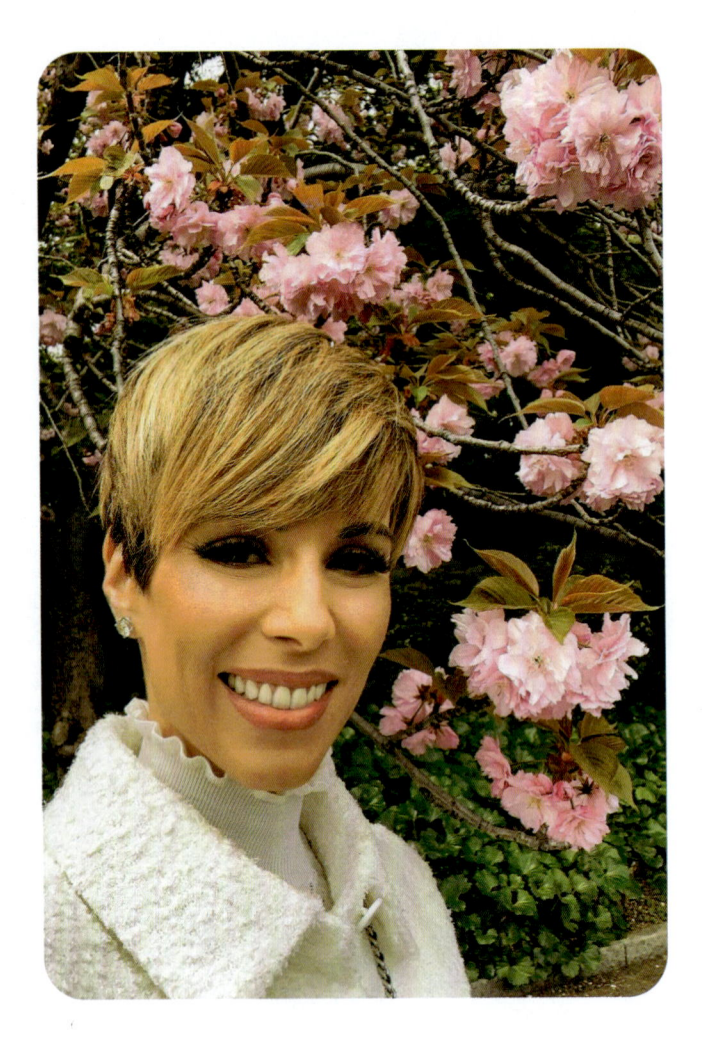

**Nunca deixe de sonhar!
E nunca desista de realizar!**